もっと！エンジョイできる 健康プラス10年長寿

「健康で長生き＝PPK」の秘訣を全公開

医学博士
小林直哉

現代書林

はじめに

人にとって幸せな人生とはなんでしょう。いきなり陳腐な質問を投げかけて恐縮ですが、私は死ぬ間際に「いい人生だった」と思えることだと考えています。それは、亡くなる直前までピンピン元気で、あっという間にコロリと死んでしまう「ピンピンコロリ（PPK）」の人生です。少なくとも、長い間寝たきりで、そのまま亡くなってしまう「ネンネンコロリ（NNK）」の人生ではありません。

私は去年、あるパーティーに出席して、99歳になる知人から自筆の絵をプレゼントしていただきました。その方は数日後に突然亡くなられましたが、亡くなる直前まで趣味の絵を描いていたそうです。その話を聞いたとき、亡くなられたのは残念でしたが、幸せな人生を送られたなぁと、羨ましく思いました。

ご存じのように、日本は世界でもトップクラスの長寿国です。厚生労働省が5年ごとに発表している平均寿命は、男性80・98歳、女性は87・14歳（2016年）。1947年に比べると、男性は約30年、女性は約32年も延びています。

しかし反面、健康寿命はそれほど大きく延びてはいません。平均寿命との開きは、男性で8・84歳、女性で12・35歳（2016年）となっており、2013年（男性9・02、女性12・40）より改善したものの、相変わらず10年前後の開きがあります。

健康寿命とは、「健康上の問題で日常生活が制限されずに暮らせる期間」と定義されています。簡単に言えば、健康で自立した生活をしている期間です。したがって平均寿命と健康寿命の差は、健康に問題があって生活に制限がある期間、ということです。寝たきりとは言いませんが、決してそれは、ピンピンの生活ではないでしょう。

100歳という長寿をいただいても、寝たきりや介護が必要な期間が10年も20年もあったら、幸せな長寿とは言えません。私たちはなるべく長生きしたいと願っていますが、それは健康で、好きなことができる期間をできるだけ長く延ばしたいということです。年をとるほど若々しくなる。そんな長寿が理想です。できれば、あと「プラス10年」を目指したいところです。

日本では長い間、沖縄が長寿の島として君臨してきました。しかし男性では平成7年から、女性では平成22年から長野県がトップです。今回（2015年）は、男性で滋賀県が

日本人の平均寿命と健康寿命

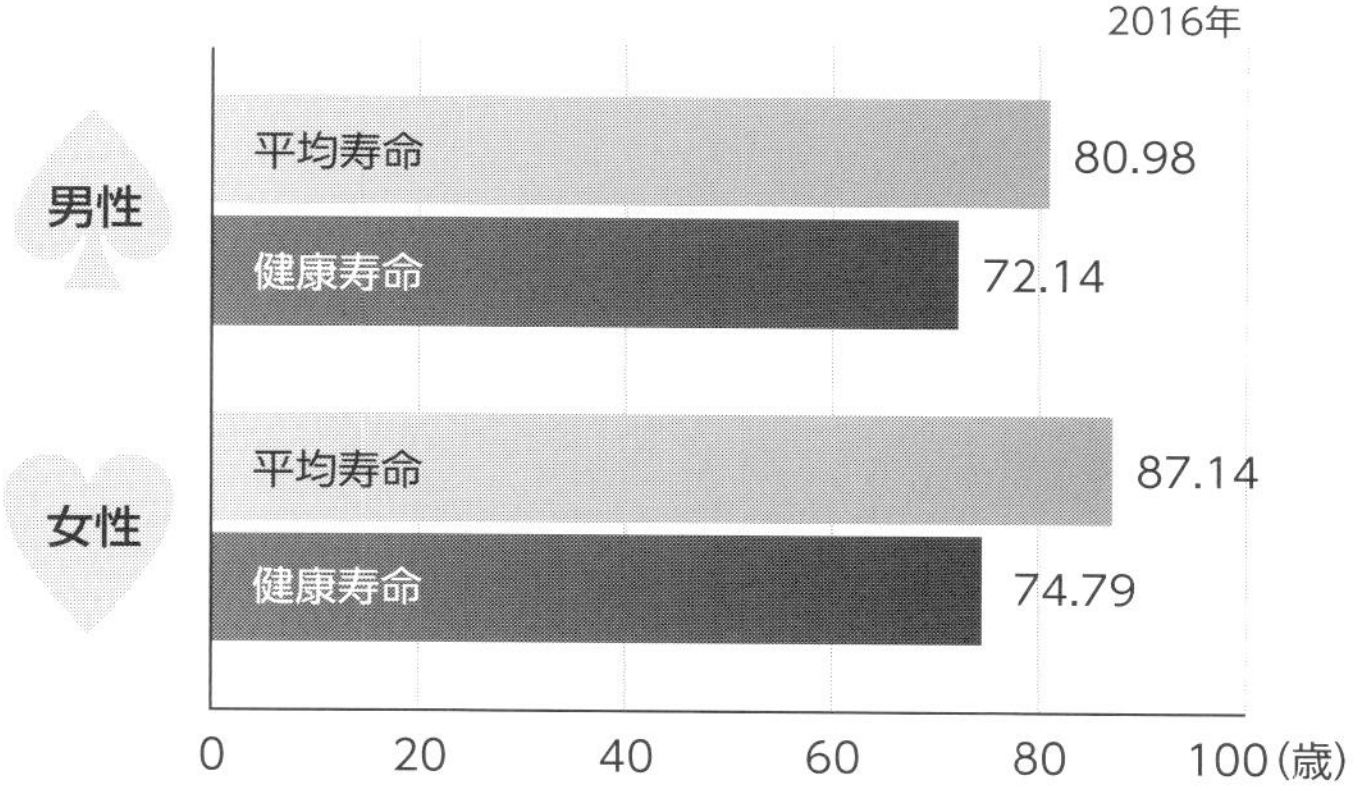

初めて一位になりました。

長寿日本一になる条件とは何なのでしょうか。男性一位になった滋賀県には、「ムべ」と呼ばれる伝説の果物があります。これは「不老長寿の霊果」と言われ、皇室にも献上されていたそうです。まさかそれを食べていたからとも思えませんが、長寿の県にはそれなりの理由があると思います。

長くトップである長野県は、県をあげての取り組みがありました。冬は底冷えがして寒く、塩分の摂取量も多かった長野県は、脳卒中の死亡率の高い県でした。そこで食生活を含む生活習慣全般を見直し、塩分摂取量を抑える啓発活動が行政をはじめ地元医療機関、保健師、生活改善推進員、ボランティアなどの人たちによって連携して行われました。

長年の食生活を変えるのは難しいことです。多方面から少しずつ、できることを積み重ねながらの改善でした。その結果が、「平均寿命の延び」という素晴らしい結果に結びついたのです。しかし、長寿だけでなく、「元気で長寿」が大事です。それを後押ししたのが高齢者の社会参加です。長野県は高齢者の多くが畑に出て体を動かし、食べるものを自分でつくっています。そうやって地域で暮らすことが、長寿に役立っているのでしょう。

長野県では、２０１４年から、「ＡＣＥ（エース）」という健康づくり県民運動プロジェクトが行われています。Action（体を動かす）、Check（検診を受ける）、Eat（食べる）の頭文字をとったものです。この運動は私の町である岡山西大寺でも、そして皆さんの町でも応用できそうです。

長寿のためには、薬との付き合い方も大事です。薬で血糖値や血圧を下げることはできますが、病気自体を治せるわけではありません。血圧が高くても、運動して、食事にちょっと気をつけて、血圧手帳をつけていれば、薬がいらなくなることもあります。また、どんな薬でも肝臓に負担がかかりますから、薬を飲んでいる間はときどき肝臓の数値に気をつけることも大事です。

実際に私の患者さんのSさんが、高血圧でずっと内服薬を処方されていました。あるとき突然、血液検査で肝機能の数値が上昇しました。入院していただき、いろいろと原因検索をしてみましたが、これといった要因はありませんでした。そこで、投薬をすべて休止し、塩分を制限した食事とリハビリによる運動療法を実施したところ、肝機能が正常化し、血圧も120〜130と安定して、降圧剤が要らない生活となっています。

「いったん高血圧の薬を開始したら、一生飲み続けるものだ」と思い込んでいる方も多いかもしれませんが、「生活習慣の改善で対応は可能」ということをSさんは認識されました。肝臓の数値が上がったことで、薬に頼らない生活習慣を身につけられたのです。糖尿病でのインスリン治療もそうです。食事療法と運動療法で、インスリン量の減量や離脱ができた患者さんが少なからずおられます。

このように、私はなるべく薬に頼らない生活を勧めていますが、初期治療で少し多めに薬を出して症状を取り、そこから薬を減らしていくのも有効です。同時に、原因となっている生活習慣の改善を患者さんにはお願いしています。

本書では、どうしたら長生きでき、しかも元気で若々しくいられるかを考えていきたいと思います。それは私自身の望みでもあります。私の考える健康長寿には、二段階あります。一つは、決められた寿命をどこまでＰＰＫで生きられるか。もう一つは、決まっている寿命をいかに延ばせるか、です。後者は医学的で多少専門的な色あいが強くなりますから、そういうところ（第４章、第５章）は、飛ばし読みしていただいてもかまいません。

大事なのは、実践できることにすぐに取り組むことです。そして、続けることです。それが、これからのあなたの人生をきっと明るいものに変えてくれるでしょう。

小林　直哉

目次

第2章

アンチエイジングを超えて「若返り」に至る道

若返るために知っておきたいポイント

第3章 食生活・運動・睡眠・心のケア

実践！ もっとエンジョイできる若返りの秘訣

第4章 健康長寿（若返り）のための医療最前線

夢の治療法への挑戦

第5章 人間はなぜ老いるのか

「老化」と「寿命」の科学

プロローグ

世界の
ブルーゾーンに学ぶ

●ブルーゾーンに住む人々

世界には、健康で長寿の人が多く暮らす「ブルーゾーン」と呼ばれる地域があります。ブルーゾーンは、ベルギーの人口統計学者ミシェル・プーランと、イタリアの医師、ジョバンニ・ペスが、長寿者の多いイタリア・サルデーニャ島に青色マーカーで印をつけたことが、その命名の由来だと言われています。この地方は、100年以上前（1880〜1890年）に生まれた人（つまり100歳以上の人）が、196人に一人の割合で存在していました。それが、21世紀に入ってからの人口動態調査でわかったのです。

以来、ブルーゾーンは「健康な長寿者の多い特別な地域」を意味するようになりました。その後、2004年になると、米国の長寿研究家ダン・ベットナー氏のチームが世界中の長寿地域の調査を始めました。そして、サルデーニャ島以外に四つのブルーゾーンを発見したのです。それが、沖縄、イカリア島（ギリシャ）、ロマリンダ（米国）、ニコヤ半島（コスタリカ）でした。

これらの地域には元気なお年寄りが多く、100歳以上の長寿者が数多く住んでいます。ダン・ベットナー氏が選んだブルーゾーンとはどんなところなのか、かいつまんで紹介しましょう。

サルデーニャ島は、イタリア本土から200キロ離れた、地中海に浮かぶ島です。この島の中央部にあるヌーオロ県には、100歳以上の長寿者が米国の10倍以上いるそうです。しかも、女性より男性のほうが長生き。高地に住む彼らは、厳しい土地で羊飼いをしながら暮らし、植物性の食事を主体にして、どのワインよりポリフェノールの多い「カンノナウ」というワインをたしなんでいるそうです。

ちなみに、私の上司に清水先生という方がおられます。肺がん治療の権威で、岡山大学病院時代には、肺移植の普及を積極的に推進された先生です。先生のワイン好きは医師仲間では有名です。現在77歳ですが、毎週テニスを楽しみ、非常にお元気です。ワインのお陰といつも言われています。

沖縄は、ご存じのように日本を代表する長寿の島です。沖縄の人たちは平均的なアメリカ人より7年も長生きし、100歳以上の人はアメリカの約5倍。「腹八分目」を実践し、色の濃い野菜や豆腐をたっぷり食べていて、人々は「模合《もあい》」という独自の社会システムでつながっていると、ダン・ベットナー氏は述べています。

米国カリフォルニア州にあるロマリンダの平均寿命は、全米の平均寿命をはるかに上回っています。ここは、セブンスデーアドベンチストが多く住む地域です。セブンスデーアドベンチストとはキリスト教系の新宗教で、世界中に2千万人の信徒がいるそうです。彼らはどんなに忙しくても、金曜日の日没から土曜日の日没までを安息日とし、すべての社会生活をなげうって、自分たちの宗教やネットワークに集中するそうです。そのとき、必ずするのが自然散策です。週に一度、生涯にわたって行うこの自然散策が、長寿にもよい影響をもたらしていると、ダン・ベットナー氏は語っています。

自然散策といえば、かつて観音院の門前町として栄え、瀬戸内の産業の集散地でもあった西大寺。私の勤務している病院がある町です。日本三大奇祭の一つである「はだか祭り」で全国的にも有名です。その歴史を見守ってきた大樹やお地蔵さまにお供えされた花など、町を彩る緑が主役の散歩道があります。

病院前の西大寺緑化公園からゆっくりと歩いて一時間ほど。特に目的があるわけではありませんが、自然の風物、未知の地理などに身をゆだねてぶらぶら歩く、五感で楽しむ受動的な「散策」を私もときどき行っています。

さて、イカリア島は、「死ぬことを忘れた人が住む」と言われるギリシャの離島です。島民の3人に1人は90代まで生き、人口に占める90代以上の割合が世界で最も高いと言われています。島の人は高低差のある島をよく歩き、地中海料理を食べ、家族や友人との時間を大切にして暮らしているそうです。その幸せな暮らしは、『ハッピー・リトル・アイランド』というドキュメンタリー映画にも描かれました。

コスタリカ最大の半島であるニコヤ半島は、太平洋に面した長いビーチを持つ風光明媚な観光地です。そこに暮らす長寿者は、１００歳になっても確固とした人生の目標を持ち、家族や仲間を大事にして、若い頃からよく体を動かしているとのこと。この半島の水は硬水でカルシウムが多く、心臓疾患の予防によいとされています。

元気な長寿者の多いブルーゾーン。そこには、どんな長生きの秘訣があるのか、だれにとっても興味がそそられるところでしょう。

世界の長寿地域の共通点

人間の寿命は、遺伝によって決められている割合が10～30%程度、あとはその人のライフスタイルによるものだとされています。デンマークで行われた双子の加齢現象を調べた実験では、同じ遺伝子を持って生まれても、老けて見えるほうが早く亡くなり、身体機能や認知機能も劣っているという傾向があったそうです。双子だから同じように老化が進んで、同じ年齢で亡くなるわけではなく、老化の程度や寿命は、その後のライフスタイルに負うところが大きいのです。

そうであるならば、長寿の人が大勢暮らす地域には、長寿のための理想的なライフスタイルがあるはずです。それを見つけ出せば、長生きのためにどう生きたらよいのか、そのヒントが見えてくるはずです。

ダン・ベットナー氏がブルーゾーンを調査・研究したのもそのためでした。五つのブルーゾーンは、国も気候も文化も違い、それぞれの生活習慣や食文化を持っています。しかしそこから長寿者の共通点を見つけ出せば、それこそが長寿のためのライフスタイルであると考えたのです。そして次のような、共通する九つの健康習慣を発見しました。

①日常生活でよく体を動かしている。長寿地域に住む人々は、座る時間が多い生活様式とは無縁である。

②生きがいがある。それは朝目覚めて、今日は何をするか、目的があるということ。

③時間的余裕があり、ストレスが少ない。シェスタ（昼寝）やゆっくりお茶を飲む時間を持ち、生活の中にストレスを減らす活動が組み込まれている。

④「腹八分目」を心がけて、過食をしない。

ブルーゾーンに共通する9つの健康習慣

1. よく体を動かす

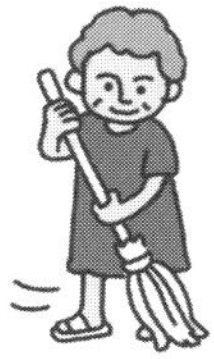

2. 生きがいがある

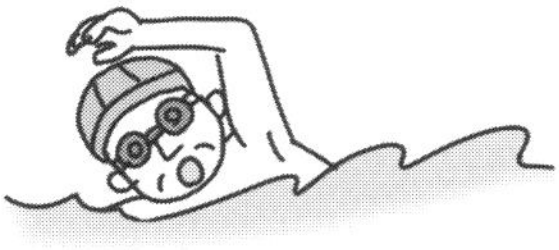

3. 時間的余裕があり、
ストレスが少ない

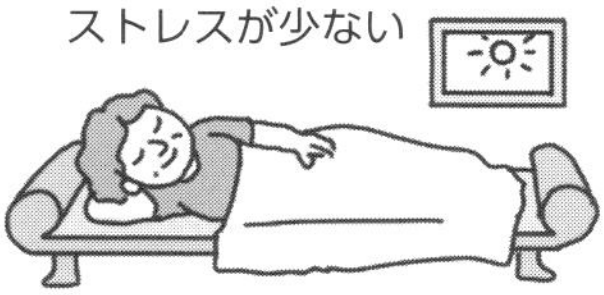

4. 腹八分目

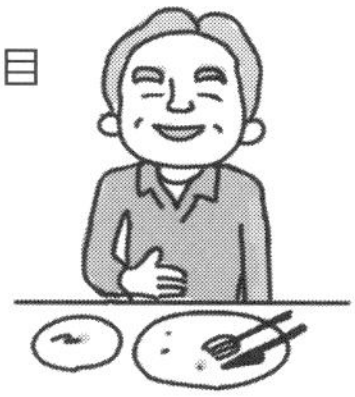

5. 植物性（野菜）中心の食事

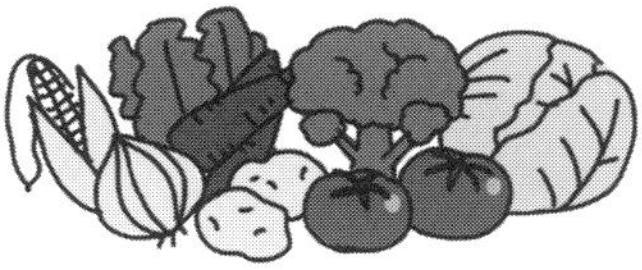

6. お酒をたしなむ程度に飲む

7. 社会的なつながりを持つ

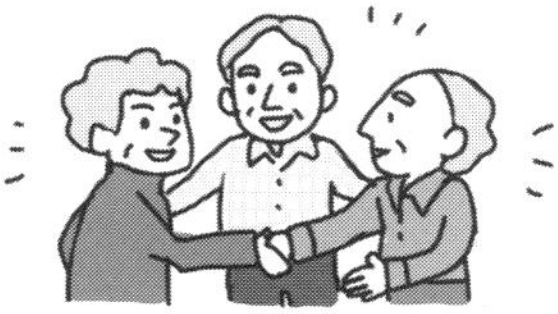

8. 祈りの習慣がある

9. 家族の間の絆が深い

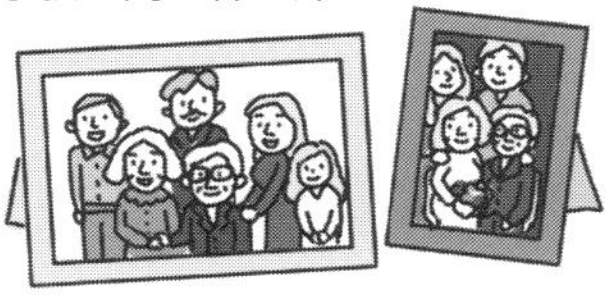

⑤植物性（野菜）中心の食事をする。肉や魚、乳製品も食べるが、控えめである。
⑥お酒をたしなむ程度に飲む。ブルーゾーンの高齢者には、赤ワインを適量飲む人が多い。
⑦社会的なつながりを持ち、よい人の輪の中にいること。孤独は死につながる。
⑧信仰心や宗教を持ち、祈りの時間や先祖を祀る習慣がある。
⑨両親、兄弟、子どもを大切にし、家族の間の絆が深い。

「なるほど」と思わせることばかりです。私たちでも、十分実践できそうな生活習慣だと思います。

●センテナリアンの条件

一世紀（センチュリー）を生きた100歳以上の人を、「センテナリアン」と呼びます。それより長く生きた110歳以上の長寿者は「スーパー・センテナリアン」。日本では、100歳以上の人を「百寿者」と言ったりしますね。ブルーゾーンで暮らすセンテナリアンは、長生きであるだけでなく、健康で活力にあふれた生活を送っています。

ダン・ベットナー氏の報告から引用すると、沖縄に住む102歳の空手道の師は、いまも現役で空手をやっており、生きがいは彼の空手の技術を後進に伝授すること。また10

０歳の漁師は、家族のために漁をすることが生きがいで、週に三回は海に出ているそうです。セブンスデーアドベンチストには、１０３歳の現役カウボーイがいます。彼の一日は朝の水泳で始まり、週末には波乗りボードに乗って波を蹴散らすのが何よりの楽しみだそうです。

彼らに共通するのは、「生きがい」です。その日すべきこと、楽しいこと、嬉しいこと、だれかの役に立つことが、生きる原動力になっているようです。

また、こうした活動的なセンテナリアンを支えているのが健康です。その条件の一つに、「慢性炎症の有無」があげられます（１８６ページ参照）。加齢が進んで細胞が老化すると、自覚症状のない小さな慢性炎症を起こします。それが周囲の細胞をさらに老化させて、炎症が広がっていきます。この慢性炎症のレベルが高いほど寿命は短く、低いほど寿命は長い傾向があります。

センテナリアンは、慢性炎症がきわめて少ないそうです。そのため、血管や臓器もきれいで、１０８歳で亡くなった双子の長寿姉妹の蟹江ぎんさんは、血管も内臓も80歳くらいだったそうです。センテナリアンは、慢性炎症を起こす細胞老化（１７０ページ参照）も少ないのです。

◉100歳の先にある、まだ見ぬ多幸感

海外の古い諺に、「老年期は賢者にとって黄金のとき」という言葉があります。健康な老年期を迎えられれば、それは最高の人生だ、ということでしょう。年をとることを恐れたり嫌がるのではなく、肯定的に受け入れることも必要です。本当に幸せな社会とは、健康長寿で、高齢者が元気な社会です。ブルーゾーンは、その一つの形を見せてくれています。

最近、「老年的超越」という現象が注目されています。年をとり、肉体が衰えてくると、「昔はできたのに」と落ち込んだり、衰えていく自分に自信を失ってうつ的になることがあります。ところが、その段階を超えてセンテナリアンに近づくと、むしろすべての現実を受け入れて、「いまがいちばん幸せだ」「何をしていても楽しい」といった、ポジティブな反応が増えてくるそうです。

年をとって体が衰えたり、できないことが増えても、そうした衰えが、必ずしも気持ちの落ち込みや「不幸せ感」につながるわけではないのです。

これは、ブルーゾーンに住んでいる元気なセンテナリアンや、家族に囲まれて幸せそうに暮らしている高齢者だけの現象ではありません。施設で暮らしているお年寄りや、一人

暮らしの高齢者にも見られるそうです。

スウェーデンの社会学者トルンスタン氏は、高齢期になると、それまでとはまったく違う価値観で、世界や自分の環境を受け入れるようになると言っています。そこから、精神的な満足度は逆に高くなって、多幸感を得られるようになるのだそうです。

また、超高齢になると、脳は悪い記憶を意図的に忘れて、よい記憶しか思い出さないようになると言われています。

実際に高齢者によい印象の写真と悪い印象の写真を見てもらうと、よい印象の写真を多く覚えているそうです。これは、死に近づくにつれて嫌なことは忘れ、よいこと、ポジティブなことだけに注意を向けることによって、精神的な安らぎを得ようとするためだと考えられています。

そもそも「長生きしたい」と願うのは、いまが幸せだからこそです。大事なことは、いま現在、「もっと長生きしたい」と思える生活をすることかもしれません。

私の母は現在84歳です。もともと健康でしたが、昨年末に腰椎圧迫骨折を患いました。幸いなことに1か月半の入院期間の後、元気に在宅復帰しましたが、固いコルセットをして、骨折の治癒を待ちながらリハビリをしています。週に二回、ヘルパーさんが掃除等にきてくれて、身の回りの世話をしてくれていますが、私が一人息子ですので、私の勤務している病院から500メートルのところにアパートを借りて、私が十分に目配りができる態勢での生活をしています。

その母の今の楽しみは、私の夕ご飯をつくること。味つけや分量を一生懸命考えてくれます。親子二人で夕食を食べると、「今日はこの野菜がいくらで、今日はこの肉がいくらだったよ！」と楽しそうに話してくれます。最後にコップ一杯の豆乳を二人で飲んで、バナナを一本食べて夕食が終了です。私のための料理を考えてつくっている時が一番楽しいそうです。私に元気で長生きをしてほしいと、その一心で料理をつくってくれているのです。母は「今が人生のうちで一番幸せ」と言っています。

人間、目標を持って、幸せをかみしめながら生きることが大事だと思います。多くの人たちのちょっとした健康維持に少しでもお役に立つことができたらと思い、本書を執筆しました。最後までお付き合いいただければ幸いです。

第1章

著者インタビュー

もっと
エンジョイできる!
健康長寿PPK

いつか、若返り医療が受けられるかもしれない

編集部　**健康長寿やアンチエイジングの本はたくさんありますが、本書がそれらの本と違うのは、どこですか。先生は、どんな思いを込めてこの本を書かれたのでしょうか。**

小林　人の寿命は、ほぼ100歳くらいと決まっているようです。日本でも、100歳を超えるお年寄りが増えてきましたね。でも、それを、たとえば平均寿命を140歳、150歳にするなんてことは、何か特別なブレイクスルー（突破口）がない限り、できないわけです。

僕が求めているのは、単に寿命を延ばすことではありません。150歳まで寿命が延びても、100歳から先寝たきりだったら本人も楽しくないし、家族も困るわけです。究極は、老化を止めたり、遅くすることではなくて、若返るにはどうしたらいいかっていうことなんです。

編集部　**アンチエイジングや抗老化ではなく、その一歩先を目指して若返る、ということですか。**

小林　そうです。しかしいまのところ、そんなことは夢物語で現実味のない話です。現実はといえば、食事に気をつけたり運動をして心身を若く保つという、地味なことを続けるしかないわけです。それはそれで大事なことだと思います。

しかし少しずつ、夢の治療も始まっています。だからそのときまでは、自分の努力で少しでも若さを保てるように頑張りたい。そのうち、本当に若返る医療が登場するかもしれません。皆さんも、それまではＰＰＫ（ピンピンコロリ）を目指して頑張ってほしい。そんな思いが少しでも伝わればと思って本書を書いたのです。

編集部　先生は若い頃、細胞治療の研究をされていたと聞きました。それは、「若返り」ということが念頭にあったからですか。

小林　そうですね。細胞はある程度細胞分裂すると、テロメアが短くなって死んでしまいます。テロメアについては第5章で詳しく述べますが、染色体の端にある構造です。

そのテロメアの長さが維持できれば（短くならなければ）、細胞はいつまでも分裂できて死に至ることはないのです。このテロメアの長さを保ってくれる遺伝子が発見されました。それがテロメラーゼです。そこで、テロメラーゼの遺伝子を入れて細胞を不死化すれば、若返りも可能です。また、それを使って細胞治療ができれば、医療の可能性がぐんと

テロメアとは？

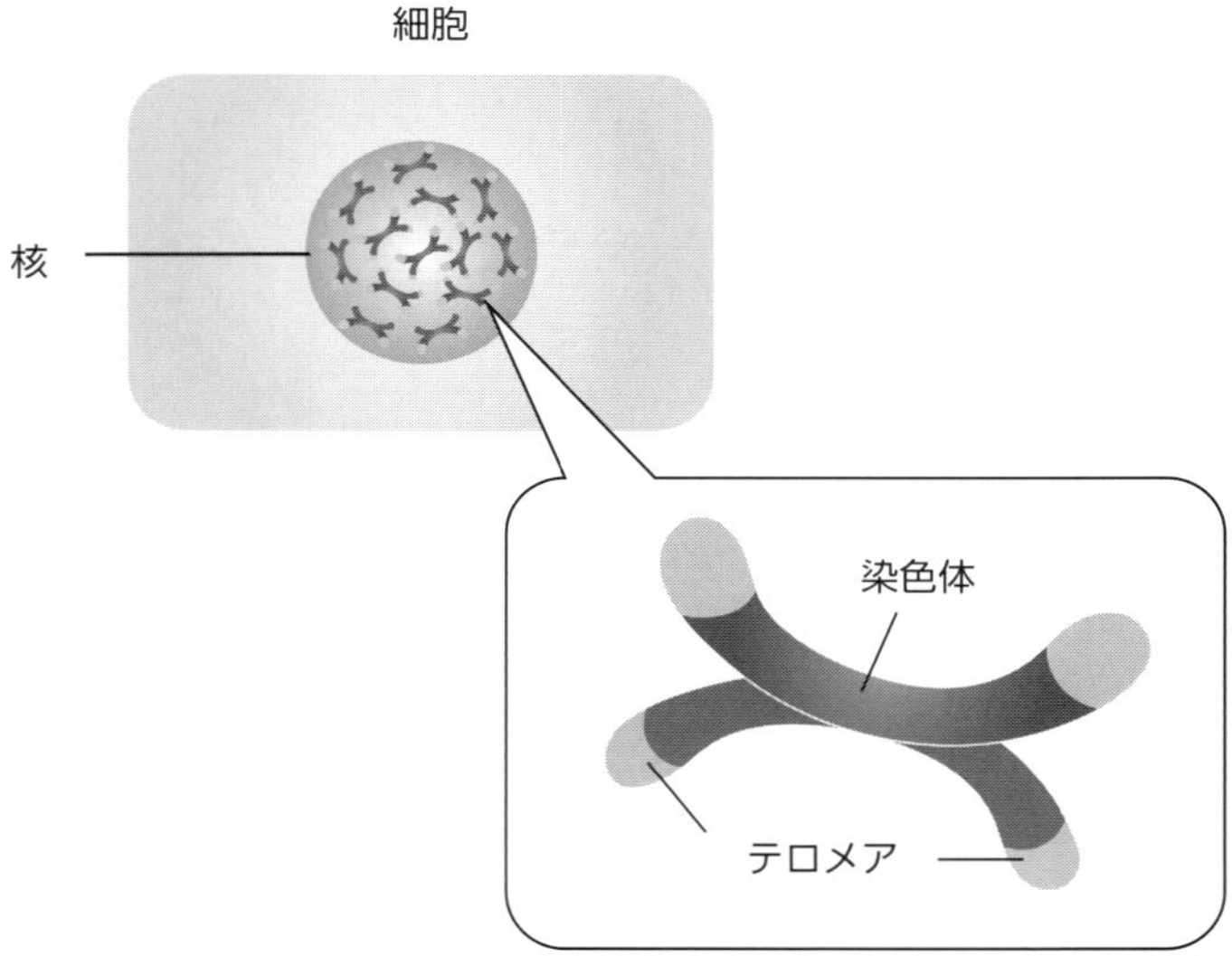

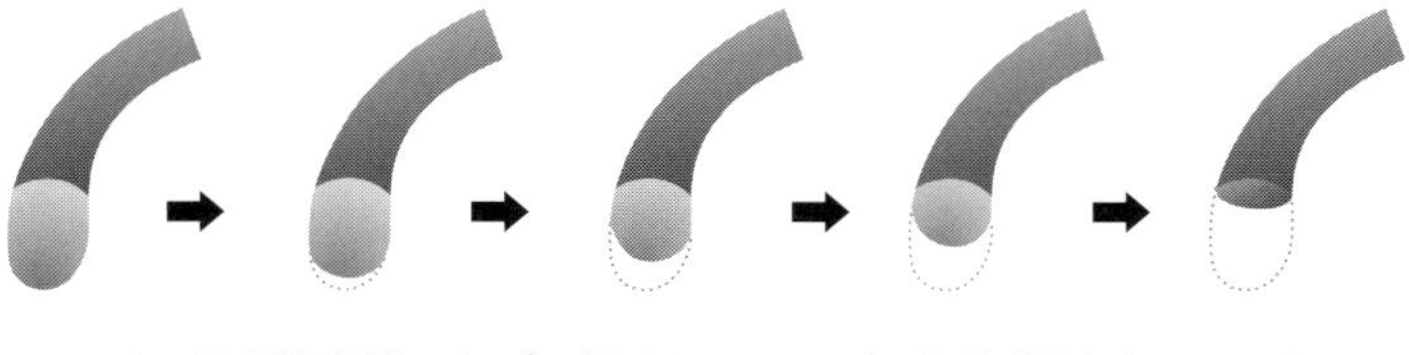

テロメアは細胞分裂のたびに短くなり、やがて細胞分裂ができなくなる

広がります。臓器移植もする必要がなくなるかもしれません。細胞治療は、そういう画期的なものなのです。

出発点は肝臓移植だった

編集部　そもそも、細胞治療をされようと思ったのは、なぜですか。

小林　僕の専門は消化器外科で、大学院のときのテーマは肝臓移植でした。まだ日本では臓器移植ができなくて、「早く臓器移植法を国会に通して移植医療を進めていかなければいけない」と言われていた時期で、全国どこの消化器外科でも肝臓移植の研究をしていました。僕は３年間研究しましたが、臓器移植の環境はなかなか整わず、臨床に移って２年間病院に勤務しました。そのときにチャンスがあって、ネブラスカ州立大学に肝移植の勉強に行ったのです。

編集部　そこで出会いがあったんですね。

小林　そう、ラッキーだったんです。僕が所属した肝移植チームにホックス氏という准教授の先生がいたのですが、彼は外科医なのに手術は得意な方でなかったようです。そのため臨床より、研究に打ち込んでいました。その先生が臓器移植ではなく、細胞移植の研究をしていたのです。

編集部　細胞移植。あまり聞いたことがありませんが……。

小林　臓器移植ができない患者さんに、細胞を移植するんです。臓器移植は、血管をつないだりして大変でしょ。それに、患者さんの負担も大きい。それで、細胞移植のような細胞治療が当時アメリカで注目されていたのです。

その頃、ホックス先生の患者さんにクリグラー・ナジャール症候群Ⅰ型という、重度の肝臓病の患者さんがいました。この病気は、ビリルビンという色素を分解する酵素が生まれつき欠乏していて、体内にビリルビンが過剰になって黄疸を起こす病気ですが、それ以外の肝臓の機能は問題ないのです。

ということは、肝臓という臓器を全部入れ替えなくても、このビリルビンを代謝できる細胞を移植することで病気の治療が可能ということです。本来なら肝臓移植を目的に摘出された移植用肝臓ですが、外傷等が原因で脳死になったドナーからは、移植用の肝臓としては使用できないことがあります。そうした際には、肝臓移植は諦めて、細胞移植に利用されます。破棄するのではなく、他の有効利用を考えるのです。

ホックス先生は特殊な酵素を利用して、肝臓の細胞をバラバラにして、その細胞を門脈という肝臓に入る太い血管経由で肝臓内に移植しました。肝細胞移植は点滴のように注射でするるので、患者さんに有害な負担はほとんどありません。患者さんはまだ10歳の少女でしたが、治療は成功し、移植後１年ほど元気でした。

その症例が『ニューイングランド・ジャーナル・オブ・メディシン』という、世界で最も権威がある医学雑誌の一つに掲載されたのです。ホックス先生はＮＩＨ（米国国立衛生研究所）から多額の研究費をもらい、細胞移植や細胞を増やす研究をするようになりました。ちょうどその頃、こうした研究に従事する研究者が必要になり、そこで僕が呼ばれて、研究をお手伝いすることになったのです。

「可逆性不死化」という新しい発見

編集部　そこではどんな研究をされていたんですか。

小林　僕がしていたのは、マウスの肝臓をバラバラにして肝細胞を培養することでした。細胞移植をしても、大人の細胞だと、なかなか数が増えません。数を増やすにはどうしたらいいかということで、ボス（ホックス先生のことですが、米国では上司のことをボスと呼称していました）が考えたのが、温度感受性のある不死化遺伝子を入れることでした。

この遺伝子は温度が33℃なら増殖のシグナルを発現するため、当該遺伝子が導入された細胞は増えますが、37℃になると増殖のシグナルが停止するようになっていて、細胞の増殖が止まります。つまり、33℃の試験管の中で細胞の数をグンと増やして、必要な数になったとき、たとえば1個が10億個まで増えたときに移植すれば、37℃の体温では移植した細胞の増殖が止まるため安全ですね。移植後も細胞がどんどん増え続けると体は大変なことになるでしょう。

そういうふうにして細胞を試験管で必要な数まで増殖させて、その後、移植をしてマウスの肝不全を治療する実験をしていたのです。そのとき、細胞の不死化って面白いなと思いましたね。細胞には寿命があるのに、一度こうした遺伝子を導入すると無限に試験管で増殖し続けるのですから。

編集部　細胞の不死化というのは、その頃、かなり行われていたのですか。

小林　それは世界的なトレンドでしたね。１９９５年くらいでしたか、当時は細胞治療がすごいブームでした。

編集部　アメリカの科学雑誌『サイエンス』に載った先生のご研究も、不死化の研究だったのですか。

小林　そうです。僕がやったのは、「可逆性不死化」の研究でした。37℃で細胞の増殖は止まりますが、人はいつでも37℃の体温を保てるわけではありません。寒いところに行けば、体温も下がります。体温が下がった際、試験管のときのように細胞がまた体内で増殖を始めたら大変なことになってしまいます。それで、必要な数になったときに試験管で、すなわち、体に移植する前に不死化の遺伝子を取り出せば、可逆的に不死化できます。その方法を見つけたのです。

編集部　不死化した細胞を、寿命のある細胞に戻すわけですね。具体的には、どんなふうにするのですか。

小林　不死化の遺伝子を1セット入れるんですが、その遺伝子を将来切り離せるようなシステムにして、入れるんです。そして目標の細胞数、たとえばそれが10億個なら、その数になったときに、増殖に使用した不死化遺伝子が外れるような操作をするんです。すると、その細胞は温度に関係なく増殖をやめますから、安心して移植に使えますね。そういうような細胞治療をしていたんです。

この「可逆性不死化」という言葉を使ったのは、日本では僕が初めてです。アメリカでは、「リバーシブル・インモータライゼーション」という言葉を使っていましたが、それを僕が「可逆性不死化」と訳したのです。インモータライゼーション（immortalization）は、日本語で不死化という意味です。当時、日本の医療のコンセプトの中に、こういう発想はまったくなかったと思いますね。

編集部　当時は細胞治療がブームだったということですが、日本ではどうだったんですか。

小林　僕が留学から帰った１９９８年頃は、細胞を使った再生医療が急速に発展しようとしていた頃で、細胞治療が盛んに研究されていました。いま、「日本再生医療学会」という学会がありますが、その前身は「細胞療法研究会」だったんです。臓器再生のはしりの時代で、細胞の遺伝子操作がものすごく注目されていた時期でしたね。

テロメラーゼ遺伝子は最良の不死化遺伝子

編集部　その流れは、その後どうなったんですか。

小林　その研究をしているうちに、ＥＳ細胞が出てきたんですよ。ＥＳ細胞は何にでも分化できる万能細胞ですね。だけど受精卵を壊してとった細胞を培養しますから、倫理的な問題があった。「受精の瞬間から人間である」との立場をとるバチカン（ローマ法皇庁）は、ＥＳ細胞に猛反発しましたね。

我々もＥＳ細胞の研究をしていましたが、まだ岡山大学にヒトのＥＳ細胞を扱う倫理委員会ができていなくて、僕らが倫理委員会を立ち上げるところから始めたのです。それも、いまとなっては面白い経験でしたね。犬の細胞と人間のＥＳ細胞はどちらが貴重かといった議論もありましたね。細胞の格づけがあるの？って思いました。ＥＳ細胞は受精卵を壊してつくっていたので、ある種、特別な細胞でした。

編集部　それから、ｉＰＳ細胞が出てきたんですね。

小林　そうです。それで、ＥＳ細胞も僕がやっていた遺伝子操作した細胞も吹っ飛んでしまいました。成熟した細胞に四つの遺伝子を入れたら、細胞が若返った。それでｉＰＳ細胞ができたのですが、受精卵でしかできなかった生物学の大原則を、山中教授が破ったのです。その四つの遺伝子を「山中ファクター」とも言いますが、バチカンもこちらは「歴史的な成果」と諸手を挙げて褒め讃えていますね。いまの細胞治療の流れは、すっかりその方向に行ってしまいました。

編集部　しかし不死化、若返りといえば、テロメラーゼも無視できません。

小林　僕にはずっと、細胞を不死化したいという思いがありました。それには、おっしゃるとおり、やっぱりテロメアがカギなんです。テロメアが短くなったら細胞分裂できませんから、テロメアを短くしない方法を、いま米国のベンチャー企業なんかが一生懸命考えていますね。

編集部　先生は、テロメラーゼの研究はされませんでしたか。

小林　不死化にはいろいろな方法があるのですが、いちばんよい不死化遺伝子はテロメラーゼです。僕は細胞にテロメラーゼ遺伝子を入れて、テロメラーゼの両脇にそれを外せるようなシステムを考えました。そして、その成果として、僕らのつくったインスリン産生細胞が『ネイチャー・バイオテクノロジー』の表紙を飾ったこともあるんですよ。

編集部　現在、先生が目指していた夢の治療が開発されつつありますね。

小林　iPS細胞で加齢黄斑変性の治療が始まったし、心筋シートや血小板の再生もされていますね。『ネイチャー』には、サルのパーキンソン病を2年くらいで治したという報告も出ていますから、おそらく次のステップはパーキンソン病でしょう。

これからは細胞移植の時代

編集部　先生はもう、細胞治療の研究はされないのですか。

小林　僕はいっさいしていませんが、世界的に、みんなが細胞治療を目指していますね。次は、おそらくインスリンをつくる細胞を開発して移植する。これが究極ではないでしょうか。糖尿病は患者さんが多いので、インスリンはすごく需要があります。だけど、食事をしているときに、インスリンがパッと出る仕組みをつくるのはむずかしい。インスリンをつくる細胞はできるでしょうが、空腹のときや寝ているときに移植した細胞がインスリンを出してしまったら、低血糖になってしまいますからね。

パーキンソン病のほうが、ある意味、簡単ですね。ドーパミンをつくる細胞を少し入れて、ちょっとでもドーパミンをつくってくれれば、薬の量を減らせます。だけどインスリンは、出すタイミングがありますからね。

編集部　これからは臓器移植より、細胞移植の時代ですか。

小林　そうですね。臓器の移植は患者さんの負担が大きいし、医療費もかかります。日本ではもともと臓器移植はそんなに行われていませんでしたが、これからは細胞移植がどんどん行われるようになると思いますね。血小板を輸血するのも細胞移植だし、iPS細胞で心筋シートをつくって移植するのも、細胞をシートに乗せているわけですから、細胞移植です。細胞移植は操作が簡単で、複雑な血管をつなぐ必要もないので、これからどんどん進んでいくと思いますよ。

編集部　注射を打てば若返るみたいな夢の長寿法はまだ先ですか。

小林　まだまだ先でしょうね。体性幹細胞という、細胞を再生させる細胞が大人の体の中にもまだ残っています。そういう細胞と、衰えていく細胞と、いろんな段階の細胞が組織の中に混在していますから、注射で衰えている細胞だけ若返らせるということがなかなかできません。そういう選択性を、いまの医療はまだ持っていませんね。

編集部　がんの治療も、がんだけを標的にするのはむずかしいですからね。

小林　ですから、いまやれるのは、地道なことですが、食事や運動に気をつけて、少しでも若々しく、長生きすることです。それだけでもうまくやれば、プラス10歳くらいは若返ります。

編集部　他に何か健康長寿を達成するためのアドバイスはありますか。

小林　やはり病院との上手な付き合い方も大事ですね。いまの健康状態、持病など包み隠さず話し合える「かかりつけ医」を持つことが健康長寿に向けた安心への第一歩です。かかりつけ医がいれば、適切な診療科を指示してもらえます。病院に出かけたはいいが、自分は何科を受診していいのか迷うこともあるでしょう。自分の判断で診療科を選択してしまうと、長時間待たされたあげく他の科にまわされるということにもなりかねません。

そのようなことを避けるためにも、まずはかかりつけ医に相談して、症状にあった適切な診療科を紹介してもらいましょう。紹介状があればより安心です。当院では、地域の皆さんがこうした際にお手伝いできる、総合診療科を標榜しています。私も総合診療科の一員として頑張っています。

あなたも、この本を読んで、ぜひ健康長寿の一員になってください。

次の章からは、「若返り・健康長寿」の理論編から実践編へという流れになっていますので、読み進めていただければと思います。

編集部　**今日はお忙しいところ、ありがとうございました。**

COLUMN

早老症とは?

「早期老化症（早老症）」という、老化の徴候が実際の年齢よりも早く現れる病気があります。思春期が過ぎる頃から老化のスピードが早くなり、40代、50代ですっかり老人になってしまう病気です。白髪、脱毛、皮膚のしわなど、見た目の老化が起きるだけでなく、白内障や動脈硬化、骨粗鬆症などの老化病も現れてきます。そのため、寿命もそれほど長くはなりません。早老症は一つの病気ではなく、ウェルナー症候群、ハッチンソン・ギルフォード・プロジェリア症候群、コケイン症候群など、約10の病気の総称です。日本ではウェルナー症候群が多く、世界中のウェルナー症候群の患者の約６割は日本人です。

早老症は遺伝子の病気です。成長にともなって細胞が分裂する際に、染色体がコピーされる段階で異常が生じ、正常な細胞分裂ができなくなってしまいます。それぞれの疾患を発症させる遺伝子異常は病気によって異なりますが、その一部が解明されつつあります。しかしなぜ早老症が起きるのか、そのメカニズムはわかっていません。

第2章

アンチエイジングを超えて「若返り」に至る道

若返るために知っておきたいポイント

人はだれでも平等に年をとります。しかし同じように年齢を重ねても、年より若く見える人、老けて見える人がいます。エイジングを受け入れながら、より若々しく生きるにはどうしたらよいのか。老化のメカニズムをさぐると、その答えが見えてきます。

個人差が大きい暦年齢

私たちは生まれた年月日を起点にして、年齢を数えます。たとえば1960年生まれの人は、今年（2018年）で58歳になります。これが暦年齢です。

この暦年齢とは別に、もう一つの年齢があります。それは、心身の健康状態を表す「生物学的年齢」です。暦年齢は「実年齢」ですが、生物学的年齢はいまの肉体と精神が何歳くらいかを示すもので、まさに現実の年齢を反映した「リアルエイジ」です。私たちが重視するのは、このリアルエイジです。

同じ歳でも、若く見える人もいれば、老けて見える人もいます。リアルエイジは暦年齢とは必ずしも一致せず、むしろ非常に個人差が大きいものです。

若く見える、老けて見えるという差は、どこから生まれるのでしょうか。いちばんわかりやすいのは、見た目でしょう。頭髪や肌の状態、姿勢、歩き方、声のハリ、さらに表情、話し方などに、老い方の差が見えてきます。

また、他人にはわからなくても、自分の老いを自覚することがあります。もの忘れが多くなったり、目や耳の機能が衰えたり、性機能が低下すると、「こんなはずではなかった」と、自分の老いを突きつけられたようで愕然とします。しかしそれが年相応なのかどうか、明確な尺度があるわけではありません。

老化には生理的な老化と、病的な老化があります。生理的な老化は、加齢にともなう自然な老化で、だれにでも起きるものです。一方の病的老化は、病気や体の不具合によって起きる老化です。血液の流れが悪くなって起きる高血圧や動脈硬化、骨がもろくなる骨粗鬆症などは病的老化と言えます。

また、全身の機能は均一に老化していくわけではありません。目はよく見えるのに耳が遠くなったとか、髪はふさふさなのにもの忘れが多くなったとか、人によって衰えやすいところが違います。そういう意味でも、老化は個人差が大きいのです。

リアルエイジの差は、加齢とともに大きくなります。若い頃は、見た目も体力も大きな差はありませんが、年をとるほど、若く見える人と老けて見える人の差は大きくなり、体の活動量や能力の差も開いてきます。60歳で±10歳、70歳で±20歳くらいの開きは出てくるのではないでしょうか。こうした開きがなぜ起きるのか、医学の専門家でなくても興味のあるところです。

暦年齢以外のさまざまな年齢

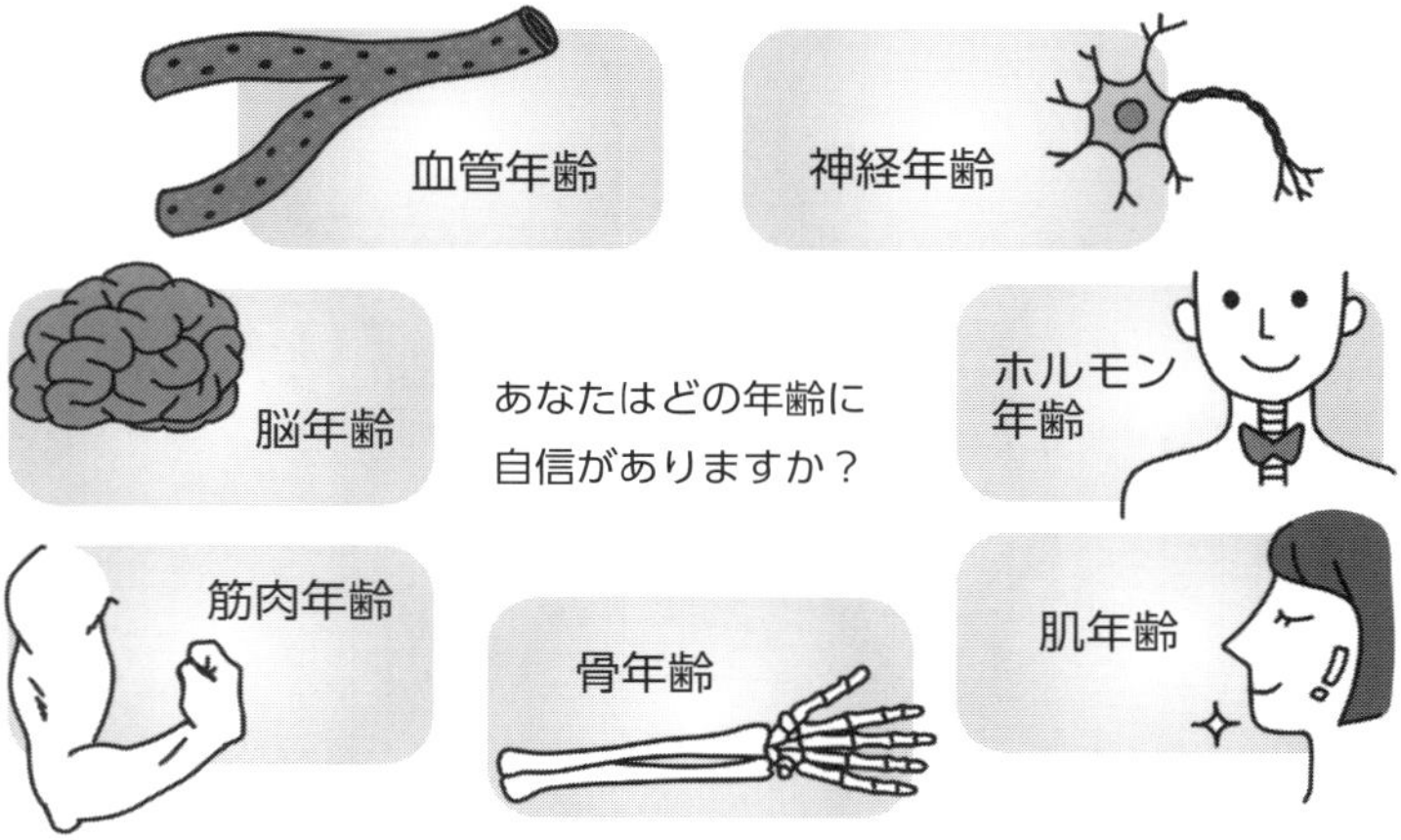

上の図のように暦年齢以外にいろいろな年齢があります。それぞれを解説してみたいと思います。

あなたはどの年齢に自信がありますか？

老化は血管から始まる

当然のことですが、老化は目に見えないところでも進んでいます。頭髪や皮膚が老化するように、体内でも組織や臓器が老化しています。

とりわけ私が重視しているのは血管です。体が若々しさを保つためには、まず血管が若々しくなければなりません。血管が若くしなやかなら、血流がスムーズに全身をめぐって、酸素や栄養が全身の細胞に届きます。また、不要な老廃物や二酸化炭素を回収して、細胞の環境をよくします。

しかし、人は血管とともに老いていきます。血管は加齢によって弾力がなくなり、硬くなって血管壁が厚くなり、狭いところや血液の流れにくいところが出てきます。これが動脈硬化です。

この動脈硬化と同じように、血管の透過性も大事です。正常で健康な血管なら、水分や糖、アミノ酸などの小さな物質が透過しますが、タンパク質のような大きな物質は透過できません。ところが血管に炎症があると、血管のいちばん内側の内皮細胞がゆるみ、透過性が進んで血管のバリア機能が低下します。それによって炎症物質が血管の外に追い出されるのはいいことですが、逆に血管内にもさまざまな物質が入りやすくなります。また、血管壁も脆弱になります。

この弱くなった血管壁をさらに傷つけるのが高血糖です。血糖が急激に上昇すると血管壁に炎症が起こり、動脈硬化が進みます。のちほど述べる「糖化」という問題ですね（糖化については第5章を参照）。

食後の急激な血糖値の増加が血管内皮細胞を傷害するのです。すると、血圧も上がりやすくなります。収縮期と呼ばれる上の血圧は、年齢とともに高くなる傾向があります。全身に血液を循環させるために、高い圧が必要になるからです。

そこに動脈硬化が加われば、さらに高い圧が必要になってきます。高血圧と動脈硬化は、相互に影響を及ぼしながら進行し、心疾患や脳血管疾患のリスクを高めているのです。

血管年齢――身体年齢は血管に反映される

もし暦がなければ、私は「血管年齢」こそ、その人の本当の年齢だと思っています。血管が若々しければ、見た目も若々しくなります。肌に行く血流がよくなって、肌も若々しくなるからです。反対に血管がボロボロなら、皮膚にも栄養が届かないでしょう。中高年女性は、動脈硬化が進行するほど肌のシミも大きくなるという研究結果も報告されています（愛媛大学医学部皮膚科学教室　宮脇さおり氏ら。70ページも参照してください）。

当然、血管の老化にも個人差があります。はたして自分の血管は何歳くらいなのか。年相応なのか、それとも若いのか年をとっているのか。それを教えてくれるのが、「血管年齢」です。これを正しく評価できる装置があればいいのですが、残念ながらまだそういう

血管年齢チェック表

- □ 肉や揚げ物が好き
- □ 丼物やカレー・パスタ・ラーメンなど単品料理をよく食べる
- □ 食事は満腹になるまで食べる
- □ インスタント食品やスナック菓子をよく食べる
- □ あまり歩かない
- □ 運動はほとんどしない
- □ 以前と比べて太った
- □ ストレスが多い
- □ 睡眠不足が続いている
- □ 喫煙している
- □ 毎日お酒を飲む

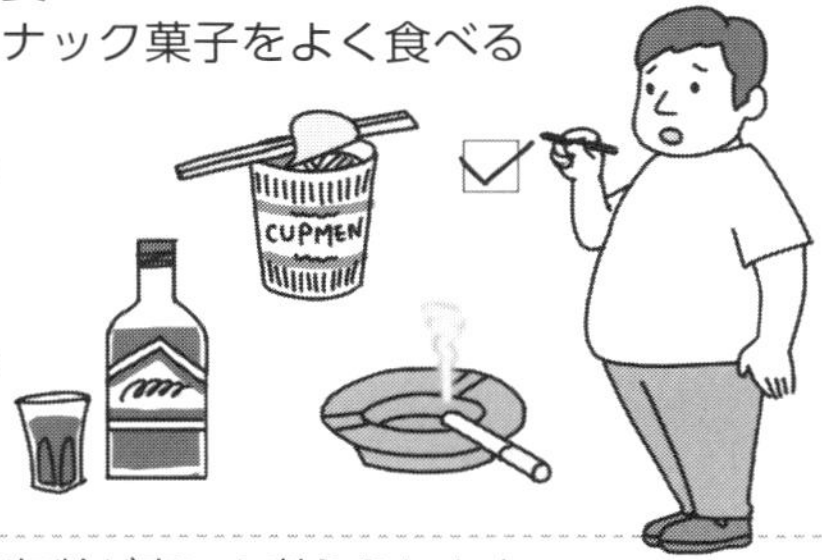

該当する項目が多いほど血管年齢が高いと考えられます。
心配な人は、病院の検査で正確な血管年齢を調べてみましょう。

ものは開発されていません。

いま、血管年齢は、「血圧脈波検査」や「加速度脈波検査」などで推定します。どちらも心臓から末端までの血流のスピードを測るもので、血管の弾力性を目安にしています。つまり、血管年齢を測れば、動脈硬化の進行度合いがわかるのです。血管年齢が若ければ動脈硬化はそれほど進んでおらず、血管年齢が高ければ、動脈硬化が進行して心疾患や脳血管疾患のリスクが高いことを知らせてくれるのです。

血圧脈波検査は、仰向けに寝て両手足の四か所にクリップをつけ、ＣＡＶＩ（心臓足首血管指数）とＡＢＩ（腕と足首の血圧比）を測ります。ＣＡＶＩによって動脈の硬さがわかり、ABIによって足の動脈の詰まりがわかります。

加速度脈波検査は、人差し指をセンサーに入れ、指先の脈の波形から血流のスピードを測定するものです。

もっと簡便な方法として、血圧でもチェックできます。収縮期血圧(上の血圧)と拡張期血圧(下の血圧)の差を脈圧と言いますが、この脈圧が大きいほど(60mmHg以上)、大動脈の血管の弾力が失われ、老化していると判断できます。

動脈硬化は、高血圧、糖尿病、脂質異常症、肥満、喫煙、運動不足、ストレスなどがあると進行が早まります。まずは毎日の生活の中で、食事に気をつけ、適度な運動をして、ストレスをためないように心がけることが大事です。次章で詳述しましたので、参考にしてください。

神経年齢——ネットワークは活性化できる

年をとると、だんだん意欲が低下し、生きがいを感じられなくなったり、趣味から遠ざかったりすることが多くなってきます。また、心身ともにストレスに対する抵抗力が弱くなり、ダメージからなかなか回復できなくなってきます。そうしたことが記憶力の低下や認知症の発症につながったり、老人性うつ病に移行することがありますから、気をつけなければなりません。

「プロローグ」で述べたブルーゾーンの人たちは、いくつになっても生きがいを感じ、社会性を保ちながら健康長寿を謳歌しています。脳や神経を健やかに保って、ポジティブな気持ちで生きるのはとても大切なことです。

脳の細胞は、一度死んでしまうと再生されないとされています。思考力や言語能力をつかさどる大脳の細胞も、運動能力をつかさどる小脳の細胞も、生まれてからあとは死んでいく一方です。その数は一日10万個と言われています。

しかし、脳細胞は再生されなくても、シナプスを伸ばしたり、新たなシナプスをつくることは可能です。シナプスとは神経細胞から出ている突起で、ここで神経伝達物質のやりとりをしています。

脳をよい状態に保つには、なるべくストレスをためず、脳に適度な刺激を与えることです。それによってシナプスが増えて神経ネットワークが活発になり、記憶力や集中力が向上したり、気持ちが明るく前向きになってきます。そのために必要なのは、まず、質のよ

脳の認知機能の仕組み

脳の認知機能が正常な場合

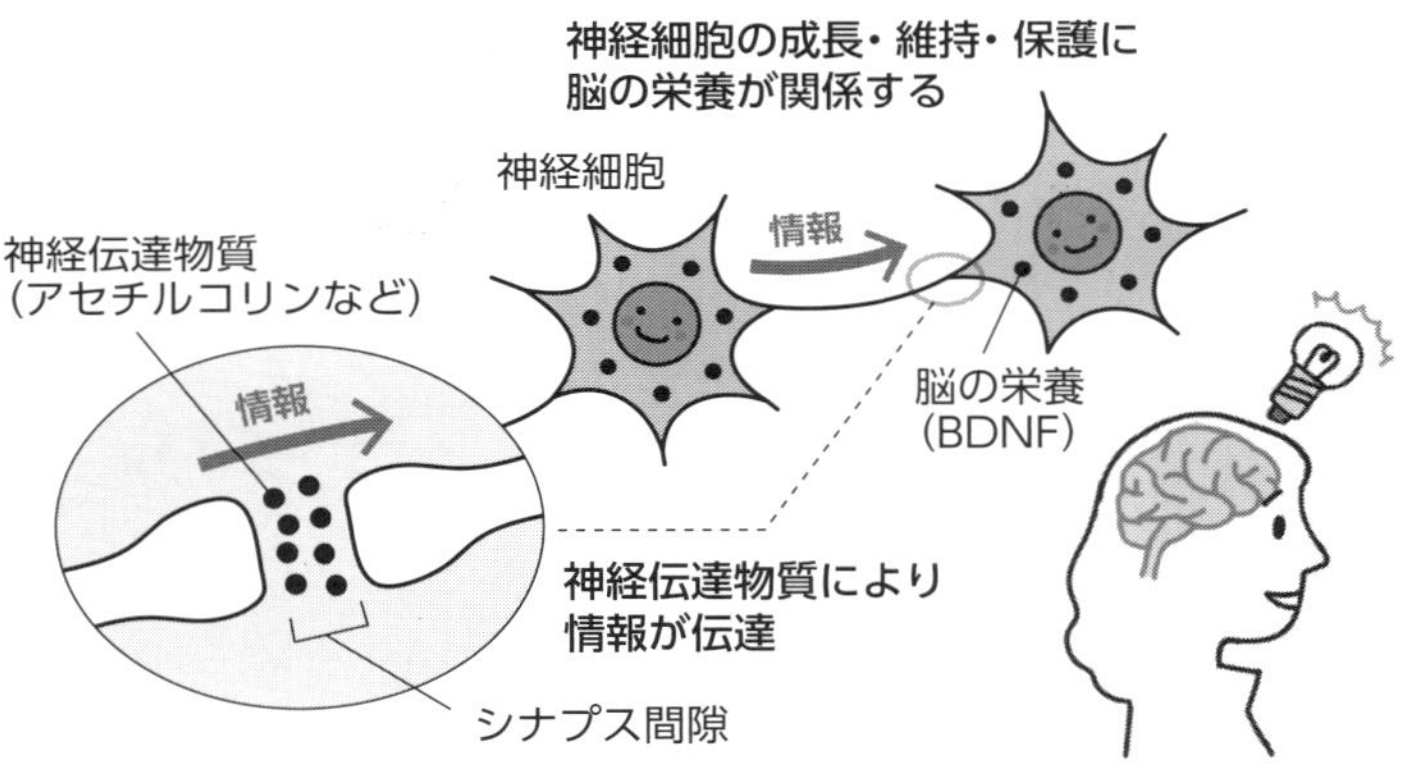

脳の認知機能が低下した場合

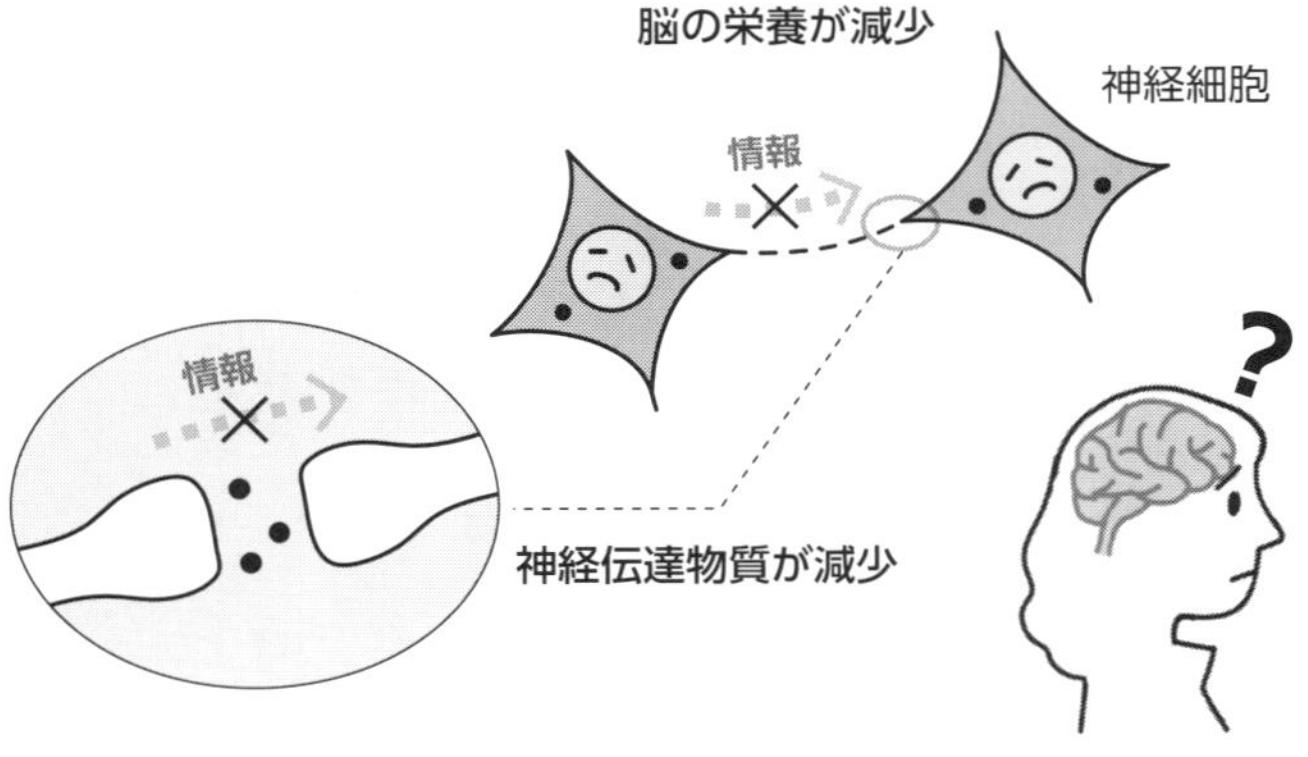

い睡眠をとることです。よく眠ることで成長ホルモンの分泌を促し、脳細胞の老化を防ぐことができます（１０８ページ参照）。

また、普段の生活では五感をよく働かせてください。見る、聞く、話す、味わう、嗅ぐという五感を楽しめる生活をしていると、その刺激が脳に届き、脳細胞を刺激して、神経ネットワークを強化します。

生きがいを失うと、五感も働かなくなります。ですから、自分のまわりのいろいろなことに興味を持ち、なるべく脳を使う生活をしましょう。便利な世の中になりましたが、便利より不便を選ぶほうが、脳の刺激になるそうです。

セロトニンを増やす

感情や神経のコントロールに深く関わっているのが、セロトニン、ノルアドレナリン、ドーパミンの三大神経伝達物質です。神経伝達物質はニューロン（神経細胞）で産生され、シナプスから放出されて、標的細胞に興奮や抑制の応答反応を起こさせる化学物質のことです。

ノルアドレナリンはストレスに反応して交感神経を興奮させ、闘争心や怒り、不安などの感情を起こす物質です。ドーパミンは「快感ホルモン」とも呼ばれ、「やり遂げた」という報酬快感を得るために、感情を鼓舞するホルモンです。どちらも過剰になると感情が暴走しますが、その暴走を抑え、心のバランスを整えるのがセロトニンです。セロトニンは心身の安定や心の安らぎをもたらすホルモンとして知られ、オキシトシンとともに「幸せホルモン」と呼ばれています（１０９ページ参照）。

うつ病の人はセロトニン不足が指摘されています。このホルモンが不足すると、キレやすくなったり、情緒が不安定になって、うつや不眠になりやすくなります。

セロトニンは、脳だけに存在するわけではありません。むしろ、脳にはわずかしかありません。人間の体内に存在するセロトニンの大部分（約90％）は腸で生まれ、腸に存在しています。小腸の粘膜にあるクロム親和細胞という細胞の中にあり、腸管の働きに作用していると考えられています。

残り10％のうちの８％は、血液の中の血小板内にあり、血液とともに全身をめぐっています。血小板は破れた血管に集まって出血を止めたり、損傷血管を収縮させる作用があります。セロトニンが発見された当初、セロトニンが脳の血管を収縮させて片頭痛を起こすと言われていましたが、それはこの血小板の「血管収縮作用」にセロトニンが関わっているからだと考えられます。

そして、最後のわずか２％が脳の中枢神経の中に存在し、神経伝達物質として働いています。その２％のセロトニンが、人の精神状態を左右しているのです。

セロトニンは、トリプトファンというアミノ酸からつくられ、睡眠ホルモンと呼ばれるメラトニンの材料になります。したがって睡眠にも深く関与しています。

脳と腸の深い関係、「脳腸相関」

前項で、神経伝達物質のセロトニンは腸に多く存在しているという話をしました。腸はセロトニン以外にもさまざまなホルモンを分泌しており、脳に信号を送っています。

生物の進化の歴史をさかのぼると、原初の生物は口と腸しかありませんでした。脳はその腸から進化したもので、腸を動かすために生まれた神経細胞が、脳の神経細胞になったと言われています。腸は消化吸収だけの臓器ではなく、人体で最大の免疫組織です。それだけでなく、多くの神経系、内分泌系組織も集っていることがわかっています。

脳と腸の相関

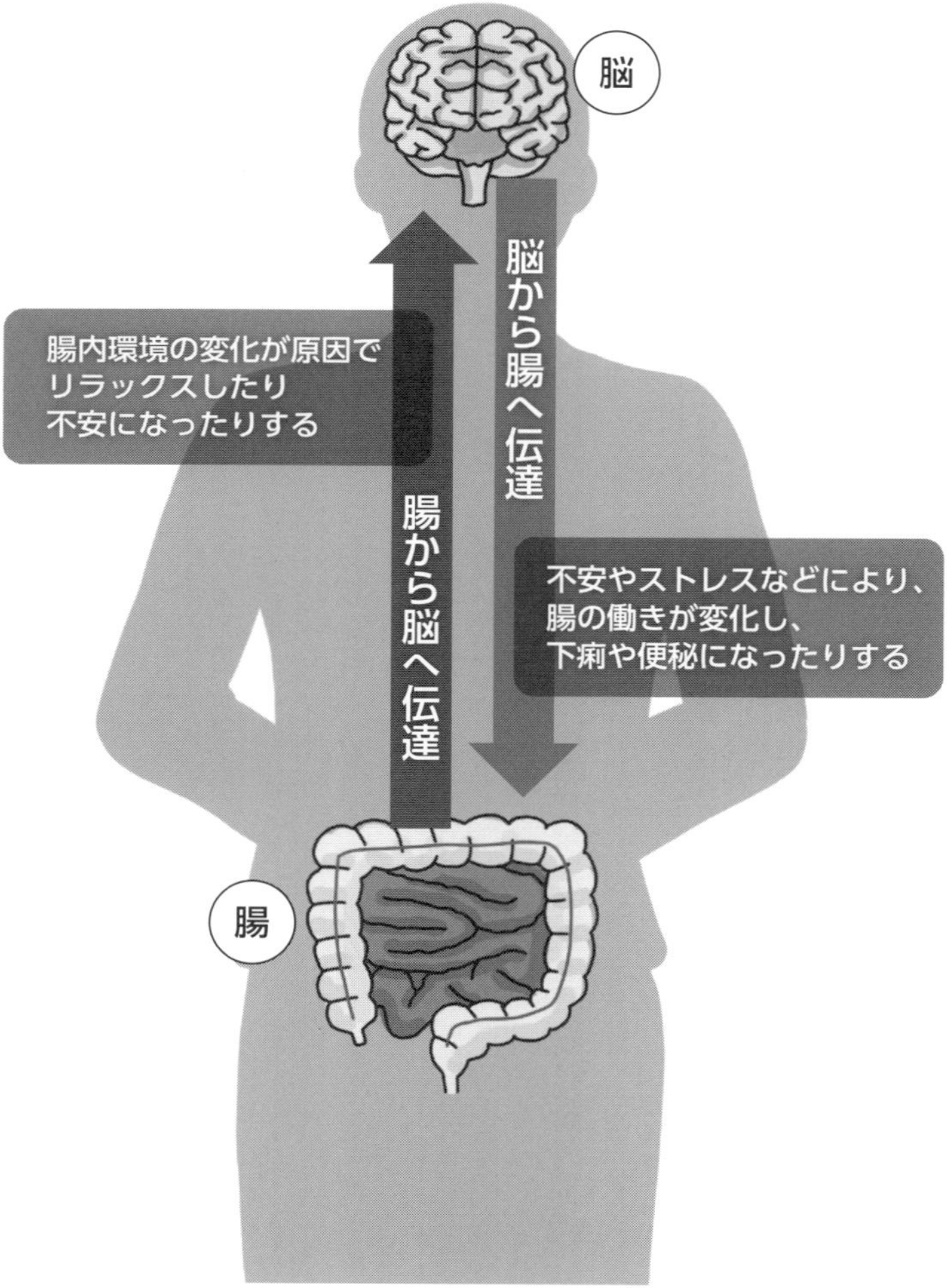
脳
脳から腸へ伝達
腸内環境の変化が原因で
リラックスしたり
不安になったりする
腸から脳へ伝達
不安やストレスなどにより、
腸の働きが変化し、
下痢や便秘になったりする
腸

このように、脳と腸は遠く離れているにもかかわらず、相互に情報を伝え合い、影響し合う関係にあります。たとえば、心配事があると食欲がなくなる、緊張すると下痢をしてしまう、というような経験はだれにでもあるでしょう。強いストレスがあると脳が緊張し、不安や恐れの感情を持ちます。その脳の緊張は腸にも伝わり、お腹が痛くなったり、便秘や下痢になったりするのです。こうした脳と腸の関係を、「脳腸相関」と言います。

脳年齢――認知機能の低下は避けられないのか

先ほども述べたように、年をとると避けて通れないのが、記憶力や認知能力の低下です。きのうの夕食に食べたものを思い出せない、目の前の人の名前が出てこない、何をしようとしたのか忘れてしまった……このようなもの忘れやうっかりが増えてきて、「認知症になるのでは」と不安になったりします。

もの忘れが多くなり、認知能力が衰えたとしても、認知症とは限りません。病気ではない、生理的なもの忘れもあるからです。忘れっぽくなっても、体験したことの一部を忘れたり、もの忘れをしたことを自覚しているようなら大丈夫。しかし体験したことそのもの

「加齢によるもの忘れ」と「認知症によるもの忘れ」の違い

	加齢による	認知症による
体験・経験	一部忘れる	すべてを忘れている
もの忘れの自覚	ある（自覚あり）	ない（自覚なし）
探し物に対して	（自分で）努力して見つけようとする	（誰かが盗ったなどと）他人のせいにする
日常生活への支障	ない	ある
症状の進行	極めて徐々にしか進行しない	進行する

を忘れてしまったり、忘れたことを自覚していないようなら、要注意です。

脳内には、無数の神経細胞があります。それらは神経伝達物質をやり取りしながら、情報交換をし、さまざまな情報や指令を体に伝えることで認知機能を働かせています。

ところが、加齢によって神経伝達物質の量が減少し、神経細胞の働きが鈍くなってくると、情報の伝達がうまくいかなくなり、認知機能が衰えてしまうのです。こうした生理的な認知機能の低下は、年をとれば多かれ少なかれ、だれにでも起こります。

認知機能の衰えがさらに進み、生活に支障が出るようになったら、認知症と診断されます。認知症で多いのは、脳に異常なタンパク質がたまって脳が萎縮するアルツハイマー型、レビー小体という特殊なタンパク質の塊が現れるレビー小体型、脳梗塞や脳出血の後遺症として起きる脳血管障害型認知症などです。

認知症の初期段階を、ＭＣＩ（Mild Cognitive Impairment／軽度認知障害）と言います。ＭＣＩは健常と認知症の間のグレーゾーンの段階で、この段階なら適切な治療や訓練で改善し、認知症まで進行しないこともあります。しかし、認知症になってしまうと、失われた記憶や認知能力、精神機能を回復させるのはむずかしくなります。治療薬もありますが、進行を遅らせる効果しかありません。

刺激の少ない生活は、脳の機能を低下させます。人と会ったり、趣味を楽しんだり、体を動かして脳によい刺激を与える生活を心がけてください。もし認知症が心配なら、一度専門医を受診して、認知症かどうかの診断を受けるといいでしょう。早期にわかれば回復したり、悪化をくい止めることもできます。

このように、体とともに心や脳も老化します。そこで、私がおすすめする、心と脳が若返るエイジングケア６か条を次章でご紹介しますので参考にしてください（１１６ページ参照）。

ホルモン年齢――成長ホルモンは若返りホルモン

若さの衰えを直接的に知らせるホルモンがあります。それは成長ホルモンです。その名前のとおり、人体の成長や代謝などに関わるホルモンで、脳の下垂体から分泌されます。

成長ホルモンは成長とともに分泌量が増え、15～20歳の間に分泌のピークを迎えます。成長期に背が伸びるのは、成長ホルモンが骨や筋肉を成長・発達させるからです。それ以外にも、脂肪の代謝を促したり、糖代謝を健全に保ったり、免疫機能を維持するなど、さまざまな機能に関わっています。成長ホルモンは成長期だけでなく、大人になってからも必要なホルモンなのです（93ページ参照）。

しかし、成長ホルモンはピークを迎えたあと、どんどん減っていきます。思春期前を１００とすると、思春期後半で２００くらいまで増加し、その後は減る一方です。30代、40代になると50～40、60代では30くらいになってしまいます。

成長ホルモンは夜に分泌されます。寝ている間に壊れた細胞を修復したり、肌の新陳代謝を活発にしたり、血行を促して老廃物を取り除くなど、体を若返らせているのです。そのため、老化は成長ホルモンの不足が一つの原因ではないかとも考えられているのです。

お肌のために、午後10時前には床につくようにと、よく言われます。成長ホルモンは夜の10時頃~2時頃までの間、つまり、睡眠後30分~1時間ほどたったノンレム睡眠（深い眠り）のときにたくさん分泌されます。

加齢とともに減少するホルモンに、性ホルモンがあります。男性ならアンドロゲン（男性ホルモン）、女性ならエストロゲン（女性ホルモン）も20代をピークに減少していきます。それにともなって、徐々に男性らしさ、女性らしさが失われ、生殖機能も衰えていきます。とくに女性は、エストロゲンの低下によって肌や髪が若さを失い、老化を自覚させられるようになります。

こうしたホルモンの量は、血液検査でわかります。成長ホルモンはＩＧＦ-ＩやＧＨ、女性ホルモンはエストラジオール・プロゲステロン精密測定、男性ホルモンはテストステロン・遊離テストステロン・ＤＨＥＡ-Ｓの各検査で、ホルモン年齢を推定できます。

筋肉年齢――筋力を鍛えればさらに若返る

加齢とともに自然に落ちていくのが筋肉です。筋肉量は30歳がピークと言われ、40歳を過ぎると年間1％の割合で筋肉の萎縮が進行するそうです。そのまま萎縮し続けると、老齢期の筋肉は最盛期の6～7割程度になってしまいます。

筋力が低下すると、体の活動量も落ちていきます。外出したり歩いたりすることが少なくなるとさらに筋力は衰えていき、活動量が減るという悪循環に陥ります。

筋力が衰えると、足が上がらなくなって、つまずきやすくなります。それが転倒を招き、骨折や寝たきりの原因になります。また筋力が落ちると関節をしっかり支えられず、腰痛や股関節痛、ひざ痛などの痛みを招きます。さらに、基礎代謝が落ちて、太りやすくなります。筋肉（骨格筋）は肝臓や脳と並んでいちばんエネルギー消費の多い臓器で、筋肉量が多いほど基礎代謝が高く、脂肪が燃えやすくなります。

このように筋力の低下は、さまざまなところで生活の質を低下させます。筋肉量の少ない女性は、高齢になると男性以上に筋肉が落ちやすくなります。女性の寝たきりが多いのは、女性のほうが長生きということもありますが、筋力の低下による転倒・骨折などが多いからです。

筋肉量も個人差が大きく、若い頃から鍛えている人と、まったく運動をしていない人とでは、年をとってからの筋肉量に大きな差がつきます。あなたは、年齢相応の筋力を保っているでしょうか。

アンチエイジングドックなどでは、筋肉年齢を測って筋肉への意識を喚起しています。もし筋肉年齢が暦年齢よりも衰えていたら、リハビリなどで筋力をつけるトレーニングを行います。筋力を鍛えると、よいことがたくさんあります。運動したときに筋肉から放出される乳酸やアデノシン二リン酸（ＡＤＰ）などの疲労物質は、脳にある下垂体を刺激して、成長ホルモンの分泌を促します。成長ホルモンは、先ほど述べたように、若返りのホルモンですね。

また、筋肉から分泌される生理活性物質（マイオカイン）は、血管年齢を若返らせます。

骨や関節は筋肉に守られているので、転んでも骨折しにくくなります。

筋肉がつけば、基礎代謝が上がるだけでなく、筋肉から分泌されるミオカインという物質が脂質代謝を改善し、脂肪分解を助けるので太りにくくなります。

筋肉年齢は、身長、体重、腹囲などの身体検査や握力測定を行い、体に微弱電流を流して電気抵抗の変動から筋肉量を測定し、筋肉年齢を導き出します。

筋力を上げるストレッチなどの方法は次章で詳しく述べますので、参考にしてください（98ページ以下参照）。

増えているフレイルの人々

筋肉年齢の低い人の中には、「フレイル」と呼ばれる状態の人がいます。フレイルとは、「虚弱」を意味するFrailty（フレイルティ）からきた言葉で、老化にともなって心身の活力が落ちた状態を指します。

フレイルになると、筋力の低下によって日常の活動力が減ったり、物事を正しく理解したり実行する認知能力に低下が見られるようになります。そのため、社会とのつながりも著しく低下してしまいます。

しかし、介護を要するほど弱っているわけではありません。健康と要介護の中間の位置づけで、要介護一歩手前ではあるけれど、早めに栄養の改善や運動に取り組めば、元気を取り戻せる可能性が高いとされています。

フレイルは欧米からきた概念で、日本でのフレイルの実態はまだよくわかっていません。ロンドン大学客員研究院の児島剛太郎氏（老年病学）らの研究によれば、入院せずに地域で暮らす人の７・４％がフレイルであるという結果が出ました。

フレイルの基準は、体重の減少や握力低下、歩く速度など、米国の基準で判定されています。しかし早めに対応すれば改善可能なことから、国も予防対策に本腰を入れるようになりました。

フレイルかどうかの基準は、日本にはまだありませんが、筑波大学の山田実准教授らが自分で判定する簡単なチェックリストを作成しています。

フレイルは、栄養不足と運動不足による筋肉の低下や気力の低下がおもな原因ですから、栄養・運動・社会参加が予防の条件になります。

骨年齢——骨密度と骨質でわかる

筋肉と同じように、骨も老化します。骨は、一度できると変わらないイメージがありますが、ほかの臓器と同じように一定のサイクルで新陳代謝をしています。破骨細胞が古い骨を壊し、そのあとに骨芽細胞が新しい骨をつくって、日々再生されているのです。

この骨の硬さを決めるのが、骨に含まれるカルシウムやマグネシウムなどのミネラルです。このミネラルの詰まり具合（密度）を骨密度、または骨量と言い、骨の若さを測る指標の一つになっています。骨年齢も骨量から導き出します。

骨量は成長にともなって増え、18～20歳くらいで最大になります。この最大値を「ピークボーンマス」と言います。そのピークボーンマスを境に骨量は少しずつ減っていきます。女性なら更年期を迎える頃から急激に低下し、若年成人平均値の7～8割以下になると骨粗鬆症と診断され、治療が必要になってきます。更年期を迎えて急激に骨量が減るのは、骨代謝に関わっている女性ホルモン（エストロゲン）がこの時期に激減するからです。

骨密度の測り方には、超音波法、ＤＸＡ法、ＭＤ法など、いろいろな方法があり、測る部位も違います。部位によって骨密度が違うため、正確な骨密度はなかなかわからないと言われています。

そこで最近は、「骨質」が注目されるようになりました。骨はコラーゲンというタンパク質の分子がつながった架橋という組織の中に、カルシウムなどのミネラルが詰まってい

コラーゲン量の推移

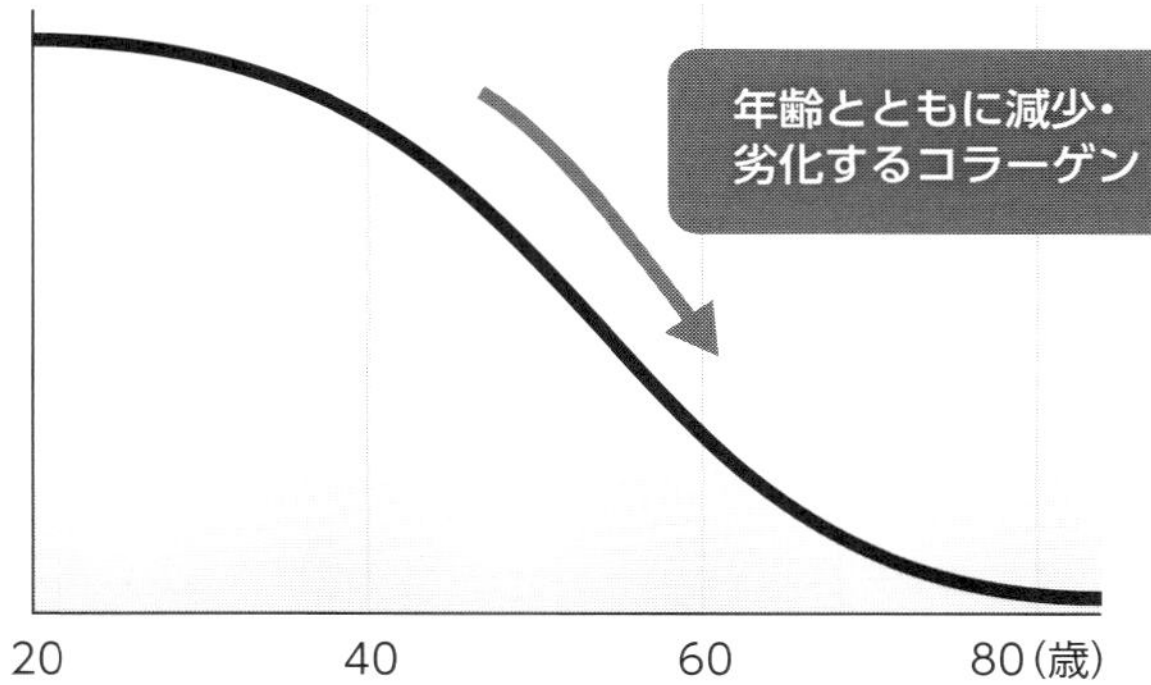

※出典：藤本大三郎著『老化のメカニズムと制御』

ます。建物にたとえると、カルシウムはコンクリートで、コラーゲンは鉄骨だと言われますが、骨量を増やすだけでなく、丈夫なコラーゲンで骨質を高めることが大事になってきます。したがって骨を強くするには、カルシウムだけでなく、コラーゲンも必要です。

女性ほどではありませんが、男性も加齢とともに骨はもろくなっていきます。しかし、男性はもともと骨量が多く、女性のように急激に減ることは少ないので、骨粗鬆症になる人はそれほど多くありません。

最近では、若い女性に骨粗鬆症予備軍が増えています。原因は極端なダイエットや偏食だと言われていますが、若い頃からカルシウムやタンパク質を十分にとっていないと、ピークボーンマスが高くならず、高齢になってから骨粗鬆症になりやすくなります。骨粗鬆症になるかどうかは、若い頃の骨量や骨密度で決まるのです。

肌年齢──肌の大敵、酸化と糖化

女性にとって、何といっても気になるのは、「肌年齢」でしょう。若い頃の肌は、どんな人でもピチピチしていて、肌年齢に大きな差はありません。ところが年齢を重ねるにつれて、肌年齢差はどんどん開いていきます。何歳になってもハリがあって若々しい人がいれば、「同じ年なのにどうして」と思うくらい、シミやくすみやシワがあって老けて見える人がいます。見た目の若さを分ける最大のポイントが、この肌年齢です。

「光老化」という言葉があります。太陽光に当たることで皮膚がダメージを受け、肌の老化が進むことです。原因は紫外線によって発生する活性酸素です（182ページ参照）。これが皮膚の細胞やコラーゲンを傷つけたり、シミをつくります。直射日光を長く浴びて生活していると、肌の弾力が失われて深いシワが刻まれ、顔のシミやくすみも濃くなります。こうした肌の変化が、酸化による光老化です。

肌を酸化させる原因は、紫外線だけではありません。ストレス、大気汚染、化学物質、喫煙、酸化した油なども活性酸素を発生させます。

酸化と並ぶもう一つの原因は糖化です（１８４ページ参照）。体内に糖が過剰にあると、タンパク質と結合して「最終糖化生成物（ＡＧＥｓ）」がつくられます。これが体内に蓄積されると、皮膚の老化も進行していきます。糖化した肌は、焦げたクッキーのように茶色くなり、柔軟性が失われ、くすんできます。

原因は、糖質や甘いもののとりすぎです。糖質や甘いものを食べると、最終的にはグリコーゲン（ブドウ糖）になって血液の中に入り、全身をめぐります。それが多ければ多いほどタンパク質と結合する機会が多くなり、ＡＧＥｓがつくられやすくなります。ＡＧＥｓが増えると全身の組織に糖化が起こり、肌だけでなく、全身の機能が老化していきます。そして、さまざまな病気を引き起こします。

それを知らせてくれるのが肌の状態です。シミやシワ、くすみが増えてきたら、体内でも同じように酸化や糖化が進んでいると考えていいでしょう。肌年齢は、身体年齢を教えるバロメーターでもあるのです。

ではどのように対処すればいいのでしょうか。次章で述べますので、参考にしていただ

酸化と糖化

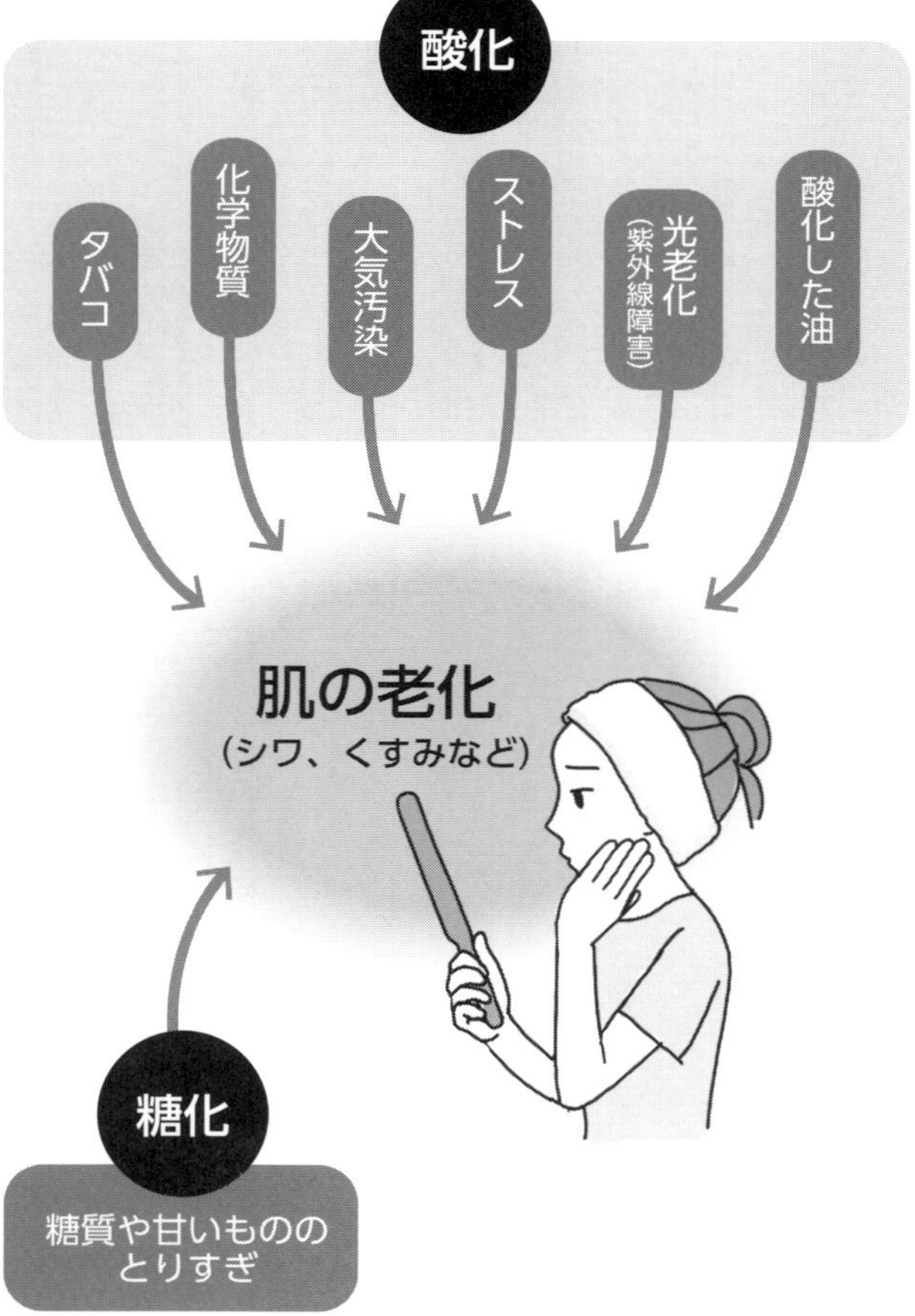

酸化
タバコ
化学物質
大気汚染
ストレス
光老化
(紫外線障害)
酸化した油
肌の老化
(シワ、くすみなど)
糖化
糖質や甘いもののとりすぎ

ければと思います（94ページ以下参照）。

目の老化――老眼は不可逆的に進行する

老化を自覚症状として感じるいちばんわかりやすい変化に、老眼があります。これも個人差が大きいのですが、加齢とともに確実に目の機能も衰えていきます。

老眼は、一般的に40歳を過ぎた頃から始まる人が多いようです。近年はパソコンやスマホなど、手元や近距離を見る時間が長くなり、老眼の訪れも早くなっていると思われます。

老眼になると、手元のピントが合わなくなり、手元を遠ざけなければ文字が読めなくなってきます。目は水晶体を厚くしたり薄くしたりして、ピントを合わせています。この水晶体をコントロールするのが毛様体筋という筋肉ですが、老眼になると毛様体筋の働きが低下するだけでなく、水晶体自体が柔軟性を失い、硬くなってピントが合わなくなってきます。水晶体が硬くなると、元に戻ることはありません。老眼は不可逆的に進むことになります。

老眼になると、手元のピントはどれくらい合わなくなるのでしょうか。この手元のピントのことを、専門用語では「近点」と言います。目の調節によってはっきりと対象物を見ることができる最も近い距離のことです。反対に最も遠い距離を「遠点」と言います。健康な目なら、近点と遠点の間はどこでもピントを合わせられます。近点は通常、30代で15㎝くらいです。しかし老眼が始まり出す40代になると2倍の30㎝くらいになってしまいます。50代では80㎝、60代では１ｍまで遠ざかってしまうのです。

目の老化は、老眼だけではありません。眼球を丸い形に維持している硝子体も老化します。硝子体は本来ならゲル状になっていますが、その一部が液状に変化すると、目の中に黒い虫のようなものが飛んでいたり糸くずが見えるようになります。これは「飛蚊症」という症状で、加齢とともに多くなります。ただし、網膜剥離の症状として現れることもありますから、飛蚊症の症状が出てきたら、一度眼科を受診するといいでしょう。加齢とともに白内障や緑内障、加齢黄斑変性などの病気も増えてきますから、40歳を過ぎたら定期的に目の検診を受けることも大事です。

目の老化の原因として、活性酸素があげられます。目は紫外線を多く浴びるところなので、活性酸素に障害されやすいのです。それとともに、普段の生活でも活性酸素を増やさないことが大事です。

耳の老化――高音から聞こえにくくなる老人性難聴

加齢とともに、耳もだんだん遠くなってきます。耳の場合は、目と違って自分ではなかなか気づかないことがあります。加齢性難聴は一般的に高い周波数から聞こえにくくなるので、普段の会話にはあまり支障がないからです。しかし、確実に聞こえる音の幅は狭くなっていきます。

また、音は聞こえても、言葉を聞き取れなかったり、判別しにくくなってきます。そのため、認知症と勘違いされることもあります。受け答えがおかしいときは難聴の可能性もありますから、耳鼻科の診察を受けることも必要です。

また耳鳴りがあると、音が聞こえにくくなります。耳鳴りも老化によって起きることが多く、高齢者を悩ませる症状の一つです。

こうした耳の機能の低下は、内耳機能の衰えが大きな原因です。内耳にある蝸牛《かぎゅう》には、空気の振動を脳に伝える有毛細胞があります。それが、年とともにしだいに摩耗していき、摩耗した細胞は二度と再生されることはありません。老化による難聴が治りにくいのはそのためです。

また、首から上の血液循環の低下も、難聴の一因とされています。難聴を早めるのが若い頃からの生活習慣です。耳を酷使したり、イヤホンやヘッドホンで音楽を大きな音で聴いたり、騒音の多い工事現場で働いていたりすると、難聴になるのが早くなります。

難聴や耳鳴りは、めまいをしばしばともないます。耳には聴覚だけでなく、平衡感覚をつかさどる三半規管や、体の傾きや重力を捉える耳石器などがあります。これらの機能に障害が起きると、めまいが起きやすくなります。高齢になってめまいを起こすと、転びやすくなるので注意が必要です。

めまいは、耳に原因のあるものが全体の半数以上を占めますが、脳に原因がある場合もあります。ものが二重に見えたり、手足のふるえやしびれをともなうようなめまいは、脳が原因の可能性もあるので、一刻も早く病院を受診してください。

味覚と老化――甘味と塩味に鈍くなる

五感の中で、視力や聴力の低下は比較的自覚しやすいものですが、気づかないうちに進行している感覚もあります。それは味覚です。舌や口の中で感じる味覚は、甘味、塩味、酸味、苦味、旨味（うまみ）が基本の五味とされています。

これらの味を感じるのは、舌や上あごやのどの奥に分布している味蕾《みらい》です。舌の表面には舌乳頭というざらざらした小さい突起があり、その突起のくぼみの部分につぼみのような形をした味蕾があります。味蕾の中には味を感知する味細胞が50〜１００個集まっていて、甘味や塩味などの五味を感じ取っています。その味情報が、味覚神経によって脳に伝えられます。

味蕾には、辛味や渋味を感じる味細胞はなく、辛味や渋味は別のメカニズムによって感知されるため、生理学的な味覚（五味）と区別されています。

味蕾は成人では７５００個ほどあると言われていますが、加齢とともに萎縮し、数が減っていきます。年をとると舌の表面がツルツルしてくるのは、舌乳頭が萎縮し、味蕾が減ってくるからです。また唾液腺も萎縮して、唾液の分泌量も減ります。そうしたことから、味が感じにくくなってくるのです。

とくに感じにくくなるのが、甘味と塩味です。そしてどちらも、とりすぎると生活習慣病の進行につながっていきます。甘味や塩味を感じにくくなると、料理の味つけが濃くなっていきます。塩分をとりすぎれば高血圧につながり、動脈硬化や脳卒中のリスクが高くなります。また、甘味をとりすぎると血糖値を急激に上昇させて血管を傷つけたり、糖尿病を引き起こしたり、肥満の原因になります。

加齢による味覚の低下を予防するには、味蕾の若返りを図ることです。味蕾の味細胞は亜鉛を必要としているので、亜鉛不足にならないように食事に気をつけ、なるべく薬を飲まないようにしましょう。薬剤は亜鉛と結合しやすく、亜鉛不足を招きます。

加齢臭——皮脂の酸化が原因

加齢とともに気になってくるのは、その名前のとおり、「加齢臭」です。加齢臭は体臭の一つですが、汗臭さとは違います。体の酸化によって生じる、独特のニオイです。

加齢臭のおもな原因は、「ノネナール」という物質です。ノネナールは、毛穴の根本にある皮脂腺から分泌される脂肪酸（9-ヘキサデセン酸）が皮膚の常在菌に分解されたり、過酸化脂質という脂質に酸化分解されてできる物質です。過酸化脂質は、活性酸素によって酸化された脂質のことで、これ自体も活性酸素として他を酸化します。

ノネナールは化粧品メーカーによって発見され、「加齢臭」の概念ができました。最近になって、飽和脂肪酸のペラルゴン酸や、有機化合物のジアセチルなどの匂い物質も発見されています。これらの匂いが混合して、複雑な加齢臭が起きてきます。それは、皮脂が多いほど強くなります。

加齢臭は中高年男性特有の匂いと思われがちですが、女性にもあり、更年期を過ぎた頃から強くなってきます。しかし女性は男性に比べて汗腺や皮脂腺が少ないため、男性ほど匂いません。

加齢臭が増えるのは、加齢とともに体内に活性酸素が増えて、過酸化脂質をつくったり、脂肪酸を酸化させるからです。活性酸素は老化の元凶で、さまざまな生活習慣病の原因になりますが、それが加齢臭としても現れてくるのです。

それを防ぐには、活性酸素を消去する抗酸化物質をたくさんとることです。ビタミンC、E、βカロテン、野菜に含まれるポリフェノールなどが有効です。また、脂肪の多い食事を控えて、脂肪が酸化されないようにすることも大事です（88ページ以下参照）。

加齢臭に限らず、年をとるといろいろな匂いがきつくなってきます。口臭もそうです。

高齢になると唾液の分泌が低下して、口の中の殺菌力が弱くなります。そのため、雑菌が多くなって口臭が強くなってきます。また、胃腸の働きの低下なども、口臭の原因になります。

こうした体臭を少なくするためには、清潔を心がけることが第一です。服をよく洗濯し、体をきれいに洗い、歯磨きをていねいにする。そうした当たり前のことをおろそかにしないことです。

COLUMN

女性が長生きする三つの理由

日本人の平均寿命を男女で比べると、女性のほうが６歳以上も長生きです。この傾向は日本だけでなく、世界的なものです。女性には、乳がんや子宮がん、卵巣がんなど、女性特有の病気もあります。にもかかわらず、女性のほうが長生きなのはなぜでしょうか。沢井製薬が運営する「サワイ健康推進課」では、その理由として次の三つをあげています。

①女性ホルモンのエストロゲンが血圧やＬＤＬ（悪玉）コレステロールを下げている。

②女性のほうが基礎代謝が少なく、少ないエネルギーで生きていける。つまり、食料が少ないような環境でも、適応しやすいということ。

③女性のほうが健康意識が高い。

①や②は、性差による体の違いなのでどうしようもありませんが、③は男性でもできることです。男性ももう少し自分の健康管理に関心を持てば、もっと長生きできるのではないでしょうか。

第 3 章

実践!
もっとエンジョイできる
若返りの秘訣

食生活・運動・睡眠・心のケア

老化という時計の針を止めることはできません。しかし、針を少し戻して、その歩みを遅くすることはできます。私が追求したいのは、抗老化（アンチエイジング）よりも若さを取り戻すこと。もし、日々のちょっとした工夫や心がけで、いまより10歳も20歳も若返るとしたら……？　あとは、実践あるのみです。

心と体をともに若く保つ

年齢には「暦年齢（実年齢）」のほかに「リアルエイジ」、すなわち実際の肉体と精神の年齢があります。若々しく見える人は、肉体年齢も精神年齢も、実年齢より若いものです。肉体年齢は若いけれど、精神年齢は老けているとか、気持ちは若いのに体はヨボヨボ……という人は少ないはずです。「心身一如」という言葉があるように、心と体は一つです。体（肉体年齢）と心（精神年齢）は互いに影響し合いながら、若さを保っているのです。

そもそも、私たちが「若くありたい」と願うのは、なぜでしょう。若くありたいというのは、単に人から若く見られたいということではありません。より人生を楽しんだり、快適に暮らしたり、やりたいことに挑戦できるように、若くありたい、ということではないでしょうか。

そのためには、まず体が健康で、毎日支障なく生活できることが基本です。体の具合が悪かったり、痛みがあったりしたら、何かに挑戦しようという気も起こらないでしょう。その上で、ポジティブな精神力が必要です。

実年齢に比べて若いと思える人は、ほとんどがポジティブで前向きな志向を持っています。それは、その人が何歳になっても自分らしい人生を生きたいと思っているからでしょう。それを阻むのが年齢です。人はつい、自分で自分を規定しがちです。「もう年だから」「この年になって」というような言葉が出てきたら、要注意です。そういう気持ちが、人生を狭めてしまいます。

実年齢にとらわれず、ありのままの気持ちを大事にしましょう。自分の興味や好奇心を大事にして、毎日ワクワクしながら暮らせたら、自然に若さがにじみ出てきます。過去のことを後悔するよりも、これからくるであろう新しい日々(未来)を考えたほうが、楽しいに決まっています。

生きていればいろいろな問題が起こります。だれもが一つや二つの悩みは抱えています。その中には、考えてもしかたのないこともあります。できるだけの手を打ったら、あとは天にまかせるくらいの気持ちで時を待つのも一つの解決策です。

こうして前向きな気持ちになれたら、人に会ったり、体を動かしたり、体によいものを食べるなど、生活習慣も変わってきます。リアルエイジを若々しく保つには、なんといっても日々の過ごし方が大事になってきます。

この章では、心と体を若返らせる日々の工夫を紹介します。

…… 食事編 ……

若返りのための食生活改善

若々しい体をキープするためには、まず健康でなければなりません。そのためには、毎日の食事が非常に大事になってきます。適正な体重や体脂肪を維持しながら、必要な栄養を過不足なくとる。体は毎日食べたものでできていますから、何を食べるか、どんな食べ方をするかで、健康度も肉体の若々しさも違ってきます。

ポイントは三つあります。「食べ過ぎない（腹八分目）」「糖化と酸化を防ぐ」「水分をとる」ということです。私は、次のようなことに気をつけています。

①食べる順番を考える

食べる順番を変えることで、肥満を防いだり、血糖値の上昇を抑えられます。基本は、食物繊維↓タンパク質↓炭水化物（糖質）です。そのときのメニューにもよりますが、生野菜・サラダ↓酢の物、野菜の煮物など↓肉や魚料理↓ご飯↓デザート（果物など）の順で食べるといいでしょう。最初に食物繊維をとることで、そのあとにとる糖質の吸収がゆるやかになり、血糖値の上昇を抑えられます。また、野菜や肉を食べた最後にご飯を食べれば、糖質は少しですみます。

私はこの順番で実際に食べています。もう3年になりますが、ご飯の量が半分に減量できて、満腹感もあります。順番を替えるだけですので、皆様もトライしてみてください。

②タンパク質は多めに、糖質は少なめに

カロリーよりも、糖質を気にしてください。糖質をとり過ぎると、余分な糖が中性脂肪に変わり、太りやすくなります。また血糖値も上がり、体内で糖化を起こします。70歳を超えたら、タンパク質を多めに摂取しましょう。

③食物繊維をたっぷりとる

食物繊維をたくさんとると満腹感を得やすくなり、食べ過ぎを防げます。また、便通も改善します。水溶性食物繊維は糖質の吸収をゆるやかにしたり、コレステロールを吸着して排泄したり、腸で善玉菌のエサになって腸内環境をよくしてくれます。

④抗酸化力のある野菜をしっかりとる

野菜には、ファイトケミカルと呼ばれる抗酸化作用の強い成分が豊富に含まれています。ファイトケミカルには、がんを抑制したり、免疫機能を調整・増強したり、動脈硬化や老化をはじめとする活性酸素由来の病気を予防する効果があることがわかっています。両手いっぱい分の野菜を目安に、一日一回とってください。

⑤油を選ぶ

植物性の油に多く含まれる多価不飽和脂肪酸には、オメガ3系（αリノレン酸）とオメガ6系（リノール酸、γリノレン酸、アラキドン酸）があります。どちらも必要な油ですが、バランスが大事です。オメガ6系が多すぎると、慢性炎症（186ページ参照）を起こしたり、HDL（善玉）コレステロールを低下させてしまいます（191ページ参照）。一方、オメガ3系のαリノレン酸は体内でEPA、DHAに変わり、血中脂質を下げたり血液をサラサラにします（130ページ参照）。

普通に食事をするとオメガ6系が増えてしまうので、意識的にオメガ3系をとる必要があります。オメガ3系は、アマニ油、シソ油、エゴマ油などに含まれます。また、オメガ9系のオレイン酸を含むオリーブ油もいいでしょう。酸化されにくく、コレステロールを

代表的なファイトケミカルと食品例

ポリフェノール

イソフラボン（大豆）
ルチン（いちじく、そば）
アントシアニン（なす、ブルーベリー）
カテキン（緑茶）

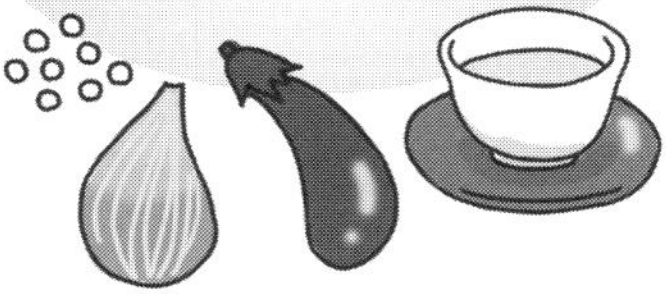

カロテノイド

β-カロテン（かぼちゃ、にんじん）
β-クリプトキサンチン（みかん）
リコピン（スイカ、トマト）

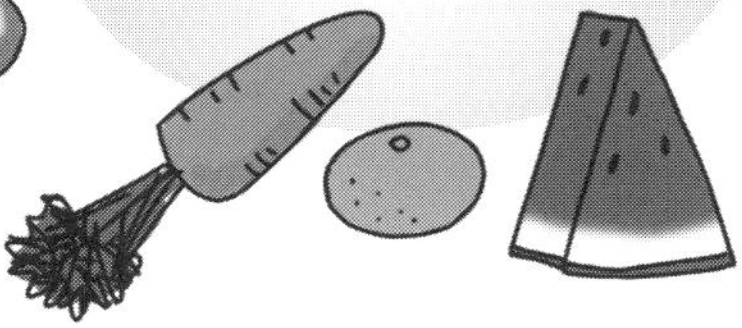

イオウ化合物

硫化アリル（ねぎ、にんにく）

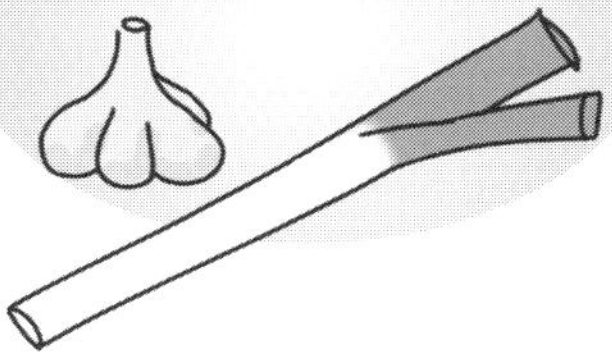

テルペン類

リモネン（みかんの皮、レモン）

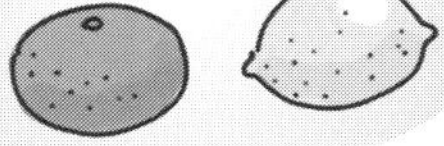

抗酸化栄養素

ビタミンC

レモン、ミカン、
ブロッコリー、小松菜
など

ビタミンE

アーモンド、ほうれん草、
かぼちゃ、イワシ
など

β-カロテン

にんじん、かぼちゃ、
ほうれん草
など

フラボノイド

レタス、春菊、玉ネギ、
大豆、緑茶
など

ポリフェノール

赤ワイン、ブルーベリー、
ココア、緑茶、りんご、
大豆 など

下げたり、ミネラルの吸収を高める作用があります。

⑥十分な水分をとる

人間の体の6割は水分だと言われています。水は必要な栄養素を運んだり、不要なものを尿として排出するだけでなく、細胞の代謝（化学反応）をスムーズに行うためにもなくてはならないものです。水分が不足すると血液やリンパが流れにくくなったり、脱水症状を起こすこともあります。ですから、のどが渇いたと思う前に、つねに水分補給するといいでしょう。その量は、体格や活動量によって個人差はあるものの、一日に1・2〜2Lくらいを目安とします。

私は、いつもミネラルウォーターのペットボトル500mlを持ち歩いています。一回量を少なくして、なるべく頻回に飲んでいます。

慢性炎症を抑えるポリアミン

がん、心筋梗塞、脳梗塞、アルツハイマー、関節炎など、さまざまな病気が発症するベースには、慢性炎症があります。慢性炎症は、熱も痛みも出ない小さな炎症が慢性的に続

慢性炎症

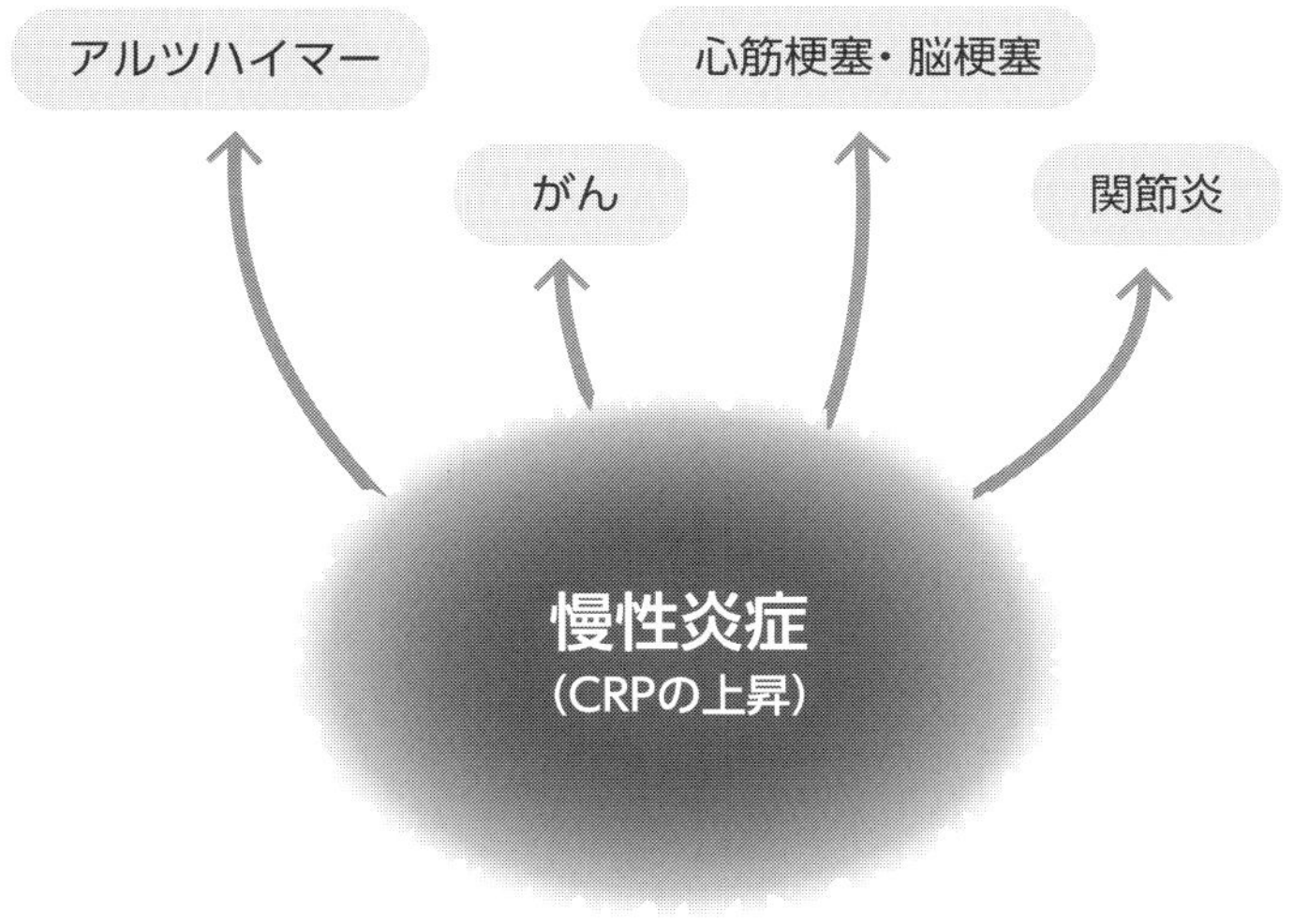

CRPの基準値（単位：mg/dl）	
0.30 以下	基準範囲
0.31〜0.99	要注意
1.00 以上	異常

（参考：日本人間ドック学会）

くもので、老化や寿命にも深く関わっています。慢性炎症については、第5章でも詳しく述べますが、ＣＲＰというタンパク質の数値が上昇しています（１８７ページ参照）。

　この慢性炎症を抑える物質として注目されているのが、ポリアミンという成分です。ポリアミンは細胞分裂や増殖に必須の成分で、核酸やタンパク質の合成を促進するなど、体内で重要な働きをしています。人の体内では、アミノ酸（タンパク質の最小単位）の一つであるアルギニンや、アルギニンが分解されて生成されるオルニチンから合成されます。その合成能力は成長期をピークに、しだいに落ちていきます。

　ポリアミンが慢性炎症に効くのは、炎症を引き起こす炎症性サイトカインの産生を抑制したり、免疫細胞の一種であるリンパ球やＮＫ細胞を活性化させる働きがあるからです。マウスに与えたら、老化にともなう組織変化の進行が抑制され、寿命が延びたという報告もあります。

　ポリアミンは、食品からも補給できます。ポリアミンを多く含む食品は、大豆やキノコ類、チーズ、ヨーグルトなどです。大豆を発酵させた味噌、しょうゆ、納豆にも多く、とくに納豆はポリアミン濃度が高いことがわかっています。

若返りホルモンを活性化するアミノ酸

若い頃太りにくかった人でも、加齢とともに代謝が落ちて、だんだん太りやすくなってきます。また、細胞の新陳代謝も悪くなるので、肉体も衰えてきます。この低下した代謝を高めるのが、若返りホルモンと言われる成長ホルモンです。しかし成長ホルモンは、成長期を過ぎるとどんどん分泌が低下していきます。

それを活性化するのがアミノ酸です。アミノ酸は人間の体内には20種類あります。その中で成長ホルモンを活性化させるのは、アルギニン（オルニチン）、リジン、ロイシン、グルタミン、フェニルアラニンなどです。

これらを効率的にとるにはどうしたらいいでしょう。もちろんタンパク質の多い食品をとるのもいいですが、もっと簡単なのは酢を摂取することです。酢にはアミノ酸が豊富に含まれており、代謝を活性化します。しかもアミノ酸の形で含まれているため、吸収が早く、効果も速効的です。

酢にもいろいろな種類があり、含有するアミノ酸の種類や量が違います。当然、多種類のアミノ酸を多量に含む酢が望ましいということになります。それが黒酢、もろみ酢、香酢です。

一般の酢（穀物酢）は15～17種類のアミノ酸を含み、その量は１００ml中50～60mgです。それに対し、もろみ酢、香酢は全20種類のアミノ酸が１００mlに１０００mg以上、黒酢も20種類のアミノ酸が４５０～１５００mg以上あります。黒酢は商品によってアミノ酸の量にばらつきがありますから、よく確かめて選ぶといいでしょう。

肌を若返らせるコラーゲン

見た目の若さを分けるのが、肌のハリです。ハリのあるつややかな肌は若さの代名詞と言ってもいいもので、これが失われると目元や口元、頬などがたるんで、一気に老け顔になってしまいます。

原因は、コラーゲンなどの弾力繊維の劣化や減少です。コラーゲンはタンパク質の一種で、皮膚の真皮の部分に網目状に張りめぐらされています。その網目の隙間に、ヒアルロン酸などの保湿成分が結合し、しなやかで瑞々しい肌をつくっています。

しかしコラーゲンは20代をピークに減少していきます。さらに、紫外線などによって活性酸素の攻撃を受けると変性し、劣化していきます。すると、網目が切断されて保湿成分を蓄えられなくなり、肌は硬くなっていきます。

これまでの臨床報告などで、一日５０００〜１万mgのコラーゲンをとると、皮膚などに効果が現れることがわかっています。しかし、普段の食事で摂取している量は、２０００mg弱程度。これでは、とても足りません。

コラーゲンを多く含む食品は、骨付きの肉や動物の内臓で、手羽先、鶏軟骨、牛スジ、豚の白もつ、フカヒレなどです。コラーゲンはスープに溶け出るので、これらを煮込んでスープごととるといいでしょう。

とくにフカヒレには多く、１００ｇ中1万mg近く含まれていると言われています。また、鶏ガラや豚骨などを長時間煮込んだスープもおすすめです。

……運動編……

運動の若返り効果

老化を感じるのは、肌の衰えだけではありません。体型も確実に変わってきます。まず、太りやすくなります。以前と同じように食べていても、体重が増えてきます。そしてダイエットしようと思っても、なかなかやせません。

これは、基礎代謝が落ちるからです。基礎代謝が落ちるということは、燃費のいい体になることで、飢餓に強い好都合な体になるということです。しかし、何でも自由に食べられる現代では、それが肥満や生活習慣病を招くようになりました。

また、太っていなくても、お腹まわりに脂肪がついたり、体つきに締まりがなくなって、年寄りくさい体つきになってきます。これは、加齢とともに筋肉が衰えて、脂肪が燃焼しにくくなるからです。

そこで、運動です。運動は、やせる効果はそれほど大きくありませんが、若返りには非常に効果的です。見た目だけでなく、体の中から若返ることができます。それは、次のような効果があるからです。

①筋力がついて、基礎代謝が上がる

筋肉はエネルギー消費が多く、筋肉が大きくなるほど基礎代謝が上がって太りにくくなります。

②血行がよくなる

ウォーキングなどで足を動かすと、下肢から心臓に戻る血液循環がよくなり、全身の血流やリンパの流れがよくなります。それによって全身の細胞に栄養が届き、臓器の機能が活性化されます。また、むくみも改善します。

③体脂肪が減る

後述する有酸素運動をすると、脂肪や糖が燃やされてエネルギー源になるため、脂肪が燃焼しやすくなります。

④成長ホルモンの分泌が促される

筋トレなどで筋肉がダメージを受けると、夜間の成長ホルモンの分泌量が増えます。それによって肌をはじめ全身の細胞の代謝がよくなります。

⑤ストレス解消
体を動かして気持ちのよい汗をかけば、気分が爽快になり、ストレスを発散できます。

おすすめは有酸素運動プラス筋トレ

高齢者の運動として勧められているのが、有酸素運動です。これは、酸素を取り入れながらゆっくり脂肪を燃焼させる運動で、脂肪燃焼効果や心肺機能の向上、血液循環の改善などが期待できます。ウォーキングやジョギング、水中歩行などが有酸素運動の代表で、体への負担もそれほど大きくありません。

それに筋トレをプラスすると、さらに効果が上がります。筋力をつけることで基礎代謝が上がり、太りにくくなるだけでなく、体も引き締まってきます。

私も有酸素運動と筋トレとを日常的に行っています。まず、朝起きたらすぐに、家のまわりを歩きます。一周約1・7キロ、時間にすると17分くらいです。

仕事中はアンクルウェイト（足首に巻く重り）をつけて院内を歩き回ったり、階段を上り下りしています。もちろん、エレベーターは使いません。これだけで、相当足に筋力がつきます。80歳でエベレストに登った三浦雄一郎さんは、5キロのアンクルウェイトをつけてトレーニングをしていました。

また、すきま時間を利用して、腹筋を毎日50回行っています。

なぜ私がこうしたことをしているのかといえば、年に3回行われるマラソン大会に出るためです。4月の西大寺マラソン、10月の某銀行主催の6時間耐久レース、11月の岡山マラソンです。目標は、タイムではなく、完走することです。年に3回だと一年を通じて頑張れますし、また、出ることが生きがいにもなっています。

今年の「西大寺マラソン2018」では、院内から私を含めて41名が参加しました。みんなでオリジナルTシャツをデザインし、全員それを着て西大寺の町を走りました。「運動をしてください」と言うと、運動習慣のない人は引いてしまうことがあります。そこで私は、だれでもできる次のような運動を勧めています。どれも簡単なので、取り入れやすいと思います。

★一日21分のウォーキング

アメリカのデータでは、一日21分のウォーキングで健康効果があると報告されています。

体幹筋トレの基本、「プランク」

1. つま先を床に立てた状態で、うつ伏せになる。
2. 上半身を起こして、前腕を床につける。
3. 腹筋に力を入れて、ひざと腰を床から浮かせていく。
4. 体を一直線のラインにして、キープする。
最初は10秒くらいから始め、徐々に時間を伸ばしていきます。

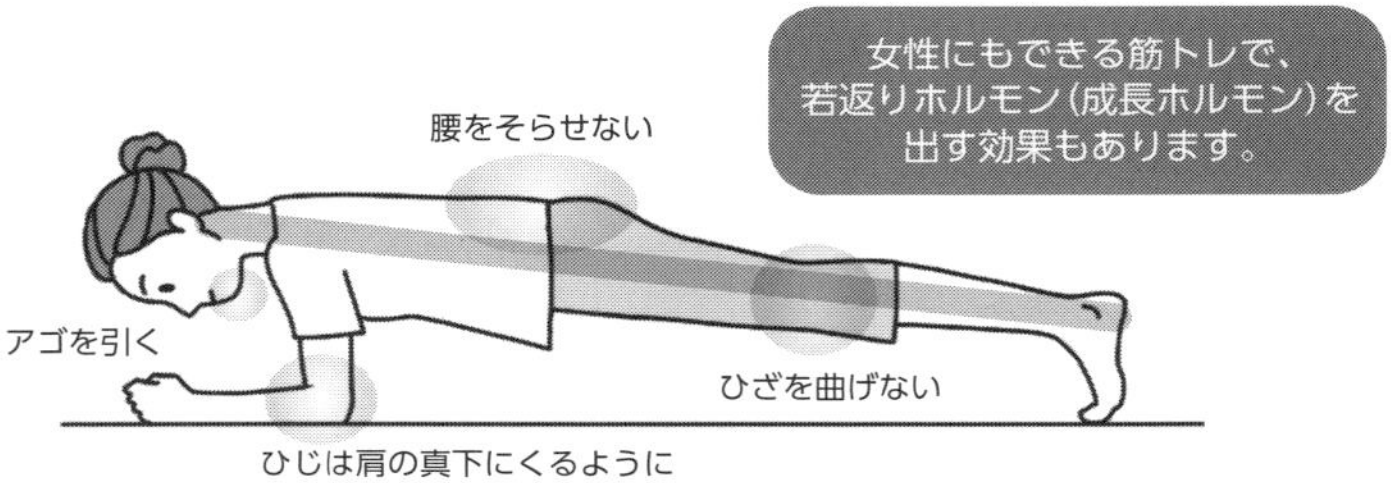
女性にもできる筋トレで、
若返りホルモン（成長ホルモン）を
出す効果もあります。
腰をそらせない
アゴを引く
ひざを曲げない
ひじは肩の真下にくるように

一度に歩いてもいいし、朝と夕方に分けてもかまいません。朝と夕方10分ずつなら、だれでも、すぐに始められるでしょう。速足で歩く必要はありません。平地を普通の速さで歩けばＯＫです。一点だけ、ポイントがあります。10分歩くうちの20秒だけ、瞬発力を生かして速足で歩きます。21分歩くときは、前半の10分で20秒間、後半の11分で20秒間、速足で歩きましょう。

★体幹筋トレの基本、「プランク」

女性にもできる筋トレで、若返りホルモン（成長ホルモン）を出す効果もあります。

①つま先を床に立てた状態で、うつ伏せになる。

一日１分筋トレ「ダイアゴナル」

体幹とバランス感覚を鍛える筋トレです。

1. 床に四つん這いになる。
2. 片方の腕を耳の横まで上げ、床と平行にまっすぐ伸ばす。
3. 腕と反対側の足を上げて、床と平行になるように後ろにまっすぐ伸ばす。
4. その姿勢で 15 秒キープしたら、左右を交代して同様に行う。これを２セット行います。

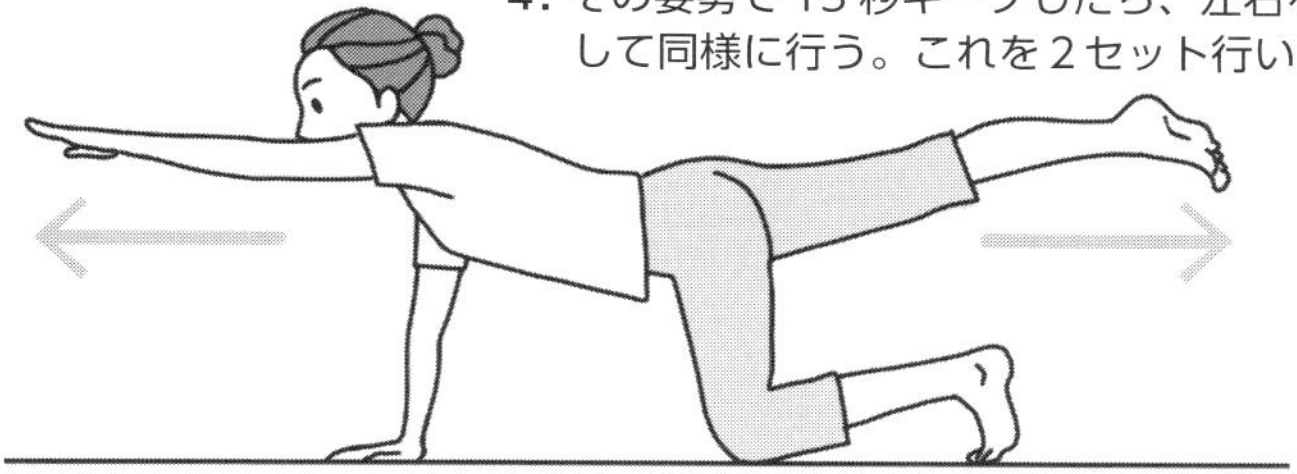

②上半身を起こして、前腕を床につける。

③腹筋に力を入れて、ひざと腰を床から浮かせていく。

④体を一直線のラインにして、キープする。最初は10秒くらいから始め、徐々に時間を延ばしていきます。

なお、ひじは肩の真下にくるように。アゴを引き、ひざを曲げたり、腰をそらせたりしないように注意してください。

★一日1分筋トレ「ダイアゴナル」

体幹とバランス感覚を鍛える筋トレです。

①床に四つん這いになる。

②片方の腕を耳の横まで上げ、床と平行にまっすぐ伸ばす。

寝たきりを防止する「招き猫体操」

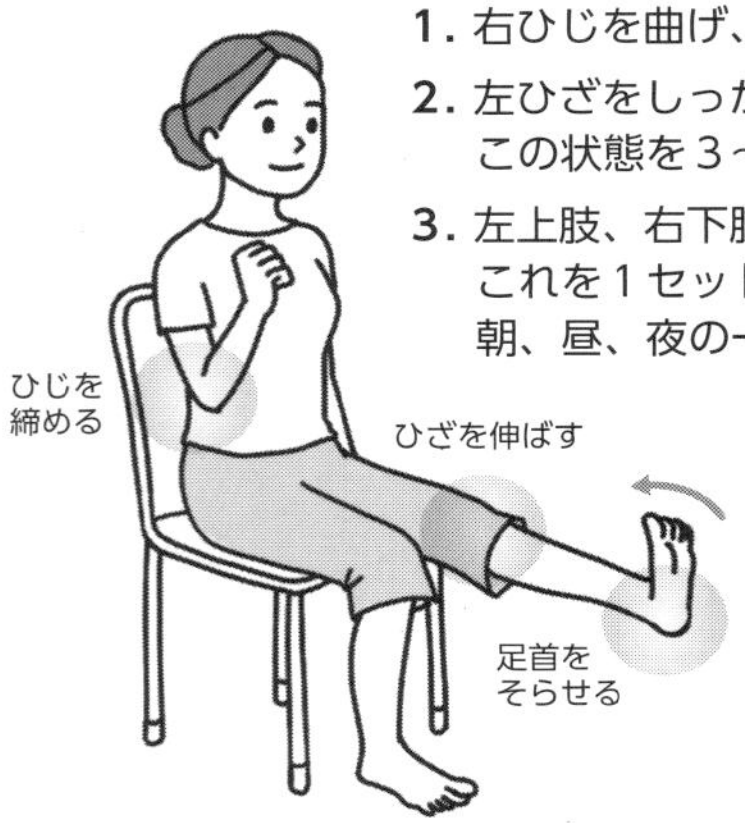
ひじを
締める
ひざを伸ばす
足首を
そらせる

1. 右ひじを曲げ、脇を締め、上肢に力を入れる。
2. 左ひざをしっかり伸ばし、足首をそらせる。
   この状態を３～５秒キープ。
3. 左上肢、右下肢の組み合わせを同様に行う。
   これを１セット 10 回、
   朝、昼、夜の一日３セット行います。

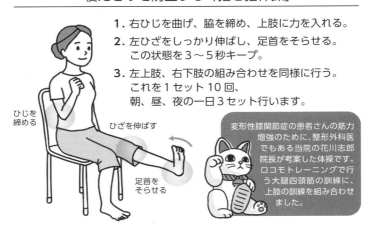

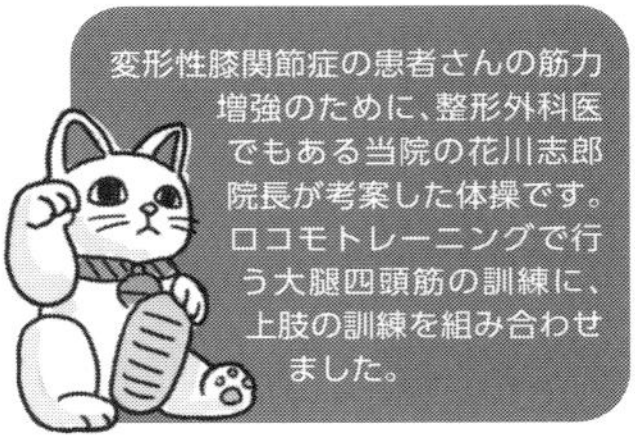
変形性膝関節症の患者さんの筋力増強のために、整形外科医でもある当院の花川志郎院長が考案した体操です。ロコモトレーニングで行う大腿四頭筋の訓練に、上肢の訓練を組み合わせました。

③腕と反対側の足を上げて、床と平行になるように後ろにまっすぐ伸ばす。
④その姿勢で15秒キープしたら、左右を交代して同様に行う。
　これを2セット行います。

★寝たきりを防止する「招き猫体操」

　変形性膝関節症の患者さんの筋力増強のために、整形外科医でもある当院の花川志郎院長が考案した体操です。ロコモトレーニングで行う大腿四頭筋の訓練に、上肢の訓練を組み合わせました。
①右ひじを曲げ、脇を締め、上肢に力を入れる。
②左ひざをしっかり伸ばし、足首をそらせる。

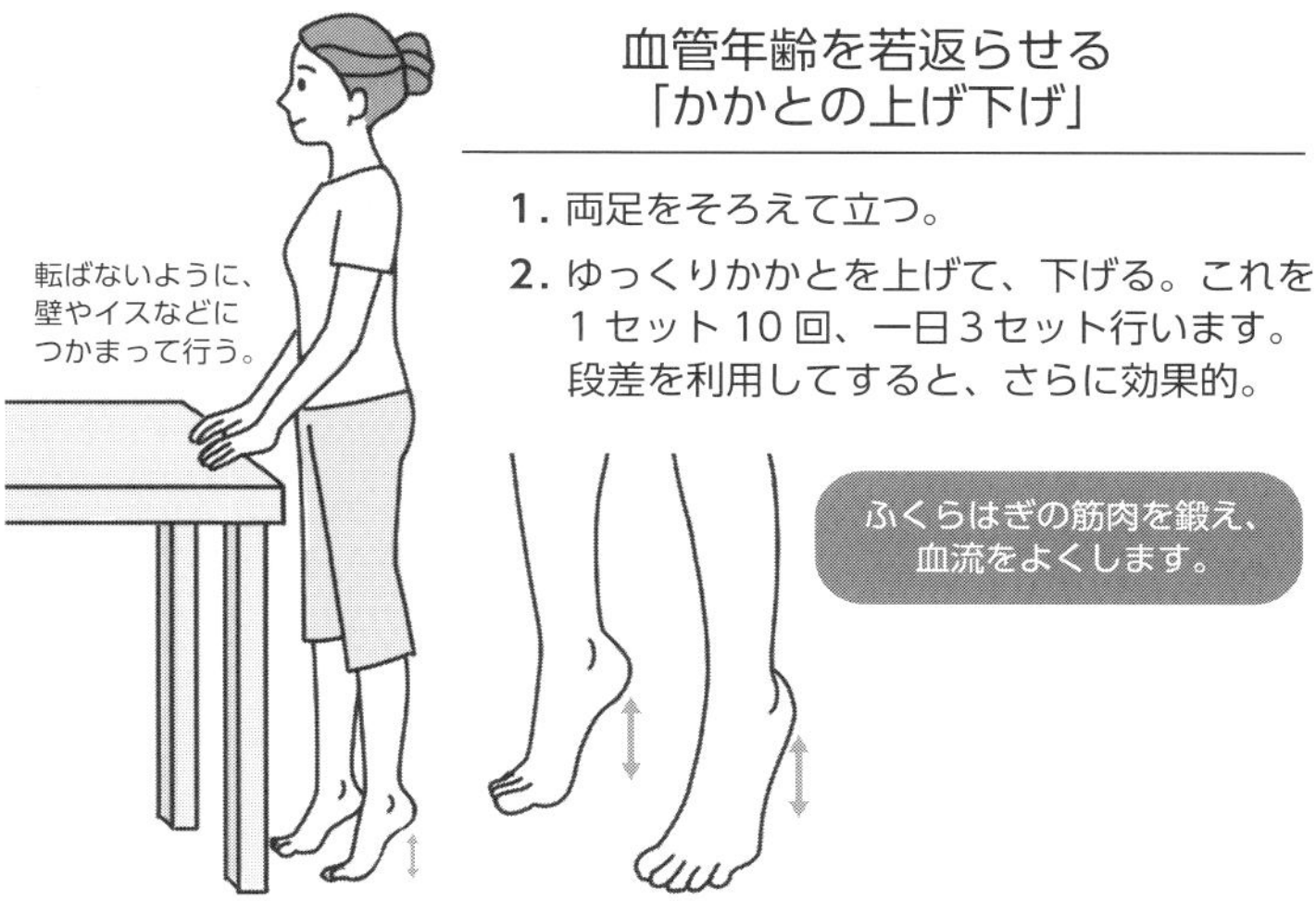
血管年齢を若返らせる
「かかとの上げ下げ」
1. 両足をそろえて立つ。
2. ゆっくりかかとを上げて、下げる。これを
1セット10回、一日3セット行います。
段差を利用してすると、さらに効果的。
転ばないように、
壁やイスなどに
つかまって行う。
ふくらはぎの筋肉を鍛え、
血流をよくします。

この状態を3〜5秒キープ。

③左上肢、右下肢の組み合わせを同様に行う。これを1セット10回、朝、昼、夜の一日3セット行います。ぜひ健康を招いてください。

★血管年齢を若返らせる「かかとの上げ下げ」

ふくらはぎの筋肉を鍛え、血流をよくします。

①両足をそろえて立つ。

②ゆっくりかかとを上げて、下げる。これを1セット10回、一日3セット行います。段差を利用して行うと、さらに効果的。

なお、転ばないように、壁やイスなどにつかまって行いましょう。

ロコトレのすすめ

「ロコモティブ・シンドローム」という言葉を聞いたことがあると思います。足やひざ、股関節、腕や肩など、「移動（ロコモーション）」や物を持ったりするときに使う運動器が故障したり、弱ったりして運動機能が低下し、要支援、要介護の可能性が高くなる状態をロコモティブ・シンドロームと言います。日本が超高齢社会に突入している現状を踏まえ、「これまでにない疾患として寝たきりの大きな原因の一つになっている」として、２００７年に日本整形外科学会が提唱した概念です。

そうならないように、ロコモトレーニングが盛んに奨励されるようになりました。ロコトレの効果は、歩行機能の維持・向上や、筋力強化のほかに、痛みの軽減もあります。加齢とともにひざや腰に痛みを訴える人が増えてきます。そのとき、痛み止めや湿布をするだけでは、痛みはよくなりません。むしろ薬や湿布に頼っていたら、そのまま足腰が弱って寝たきりになってしまうこともあります。

痛みが出たときがチャンスです。自ら痛いところを動かすことで痛みが改善します。それどころか、ロコモトレーニングで筋力がつき、関節の可動域も広がって、体が動かしやすくなってきます。そこから歩く楽しみを見つけ、ハイキングや登山などの趣味が増えた人もいます。ただし、痛みが激しいときは運動を止め、病院で診てもらってください。

ロコトレで、ユニークな体操を見つけました。「かべ体操」です。壁に向かって一人で行う体操で、かべスクワット、かべ押し、かべこんにゃく体操など、いろいろなメニューがあります。壁ならどこでもありますし、家で一人で、雨の日でもできます。しかも、お金もかかりません。一度にする回数は少なくてかまいません。それより、一日に何度もすることが大事です。

ダイエット効果を高めるには

ダイエットを目的に運動をしている人も少なくないでしょう。運動で体重が劇的に減ることはありませんが、運動を続けることによって太りにくい、あるいはやせやすい体質になります。ですから、食事療法とあわせて運動をすると非常に効果的です。

さて、そのとき、いつ運動をすればいいか迷うことはないでしょうか。やせるためには朝の運動がいいのか、夕方の運動がいいのか。それとも夜がいいのか。それを検証した実験があります。

早稲田大学スポーツ科学部の金鉉基先生らの行った実験です。若い男性10名を二つのグループに分け、どちらも3時間前に一定の食事をとったあと、一群は朝（9～10時）、もう一群は夕方（17～18時）に60分間の中等度の運動をしてもらいました。すると、夕方のグループのほうが運動後の交感神経の活性度が高く、成長ホルモンや遊離脂肪酸の量が多かったそうです。これらの結果は、脂肪の分解が活性化していることを示しています。これを見ると、夕方の運動のほうがダイエット効果が高いことがわかります。

しかしこれは1回だけの実験です。長期に運動した場合はどうなのか、マウスを使った実験も行われているそうです。それによると、朝より夕方の運動のほうが、体重の増加が大きく抑えられました。また、呼気からエネルギー消費量とそのエネルギー源を調べたところ、エネルギー消費量は変わらなかったものの、夕方群のほうが脂質をたくさん消費していることがわかったということです。

この二つの実験から、夕方の運動のほうが脂肪燃焼効果が高いことがわかります。

なお、夜の運動は交感神経を刺激して、睡眠リズムを乱し、不眠を招く原因になります。

ですから夜はしないほうがいいでしょう。夕方、遅くとも7時くらいまでの運動がおすすめです。

「速歩年齢」で若さと健康を管理

「歩く速さが若さを保つバロメーターになる」と聞いたら、テレテレ歩いてはいられません。しかし、多くの人は自分がどのくらいの速さで歩いているか、ほとんど意識していないのではないでしょうか。もし、気づかないうちに歩く速度が落ちていたら、それは「将来、認知症や要介護になる危険信号」。そう言うのは、東京都健康長寿医療センターの大渕修一氏です。「認知機能が衰えたり、要介護や病気になる人は、歩くのが遅くなるという状態を経て、そういう状態になっている」と大渕氏は指摘しています。

つまり、歩く速さは健康維持のゲートキーパー(門番)であり、一定以上の速度を保って歩くことが認知症や要介護の予防に役立つというのです。

そこで登場したのが、歩く速度を測るスマートフォンアプリ。日常の歩きの中で、30m程度の距離をまっすぐ歩く速度が測定でき、一日の歩く速さの平均値も測れるそうです。

開発した会社によると、「分速48ｍ以下は、認知症や要介護のリスクが高まる」とのこと。

このアプリでは、同性、同年齢の平均と比較した「速歩年齢」も知ることができます。これで自分の歩く速度をチェックし、速歩年齢を若く保てれば、筋力アップにもつながります。

アプリがなくても、ふだんから速さや歩幅を意識して歩くことは、老化予防になり、寝たきりを防ぐいちばん確かな方法かもしれません。

……休養・睡眠編……

良質な睡眠をとる

休養の中でとりわけ大事なのは睡眠です。体の疲れは横になっていればある程度とれますが、脳の疲れは深い眠り（ノンレム睡眠）をとらないと回復しません。また、睡眠中は成長ホルモンが出て、日中の活動で傷ついた筋肉や古くなった細胞を修復し、新陳代謝を促します。皮膚細胞もターンオーバーが促されて、肌が若返ります。成長ホルモンには脂質代謝を改善する作用もあるので、肥満も防止します。

そのほか、赤血球やリンパ液などの免疫細胞も夜間つくられるので、免疫機能が高まります。さらに、記憶の整理なども行われて、寝ている間も体や脳のメンテナンスが行われているのです。

米・ミシガン大学の調査では、世界１００か国の中で、日本はシンガポールと並んで、最も睡眠時間が短いそうです。最長のオランダが８時間12分なのに対して、日本人は７時間24分。睡眠不足が蓄積すると、「睡眠負債」と呼ばれる状態になって、知らないうちに命に関わる病気のリスクが高まるそうです。

必要な睡眠時間には個人差がありますが、大事なのは質のよい眠りをとることです。そのときカギになるのが、「睡眠ホルモン」と呼ばれるメラトニン。暗くなると、眠気を催すホルモンです。

メラトニンはセロトニン（「幸せホルモン」と呼ばれます）からつくられます。この二つは体内時計をコントロールするホルモンで、朝、日光を浴びるとセロトニンが分泌され、メラトニンは急速に減っていきます。それから15時間後、メラトニンが増えてセロトニンが減り、眠りを促すのです。こうして、日中はセロトニンが働き、夜間はメラトニンが働いて、睡眠のリズムをつくっています。

メラトニンとセロトニンの材料はトリプトファンというアミノ酸です。トリプトファンが多い牛乳、はちみつ、バナナ、大豆、ナッツ類などを積極的にとってください。

また、眠りやすくするために、次のようなことにも気をつけます。


〈よい睡眠をとる心得〉

①夜の10時前に床につく。成長ホルモンは、夜の10時〜2時の間に分泌されます。
②食事は寝る3時間前にすませておく。夜間の消化は体に負担をかけます。
③寝る前は、テレビ、パソコン、携帯電話などの操作はしない。これらの操作は、交感神経を緊張させて眠りを妨げます。また、パソコンやスマホの液晶画面から放出されるブルーライトには覚醒作用があります。
④寝る前のカフェインは控える。
⑤寝る前の運動は避け、お風呂にゆっくり浸かってリラックスする。

よい睡眠をとる心得……「睡眠負債」を解消！

1. 夜の10時前に床につく

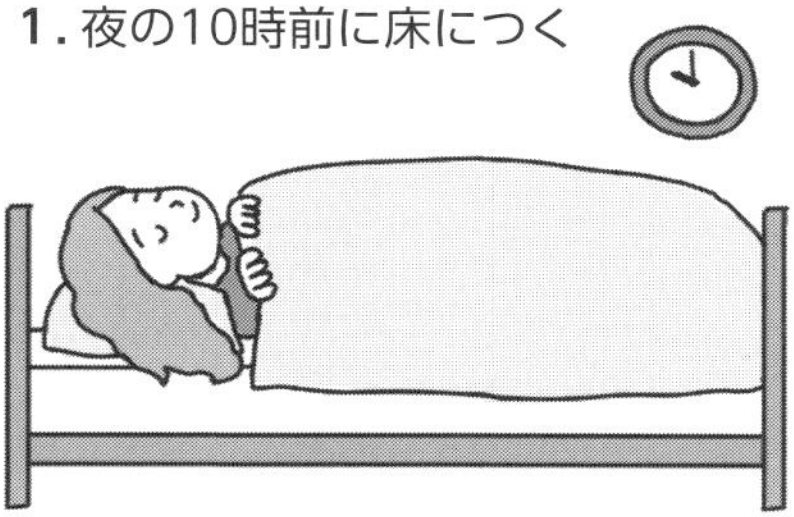

2. 食事は寝る3時間前にすませておく

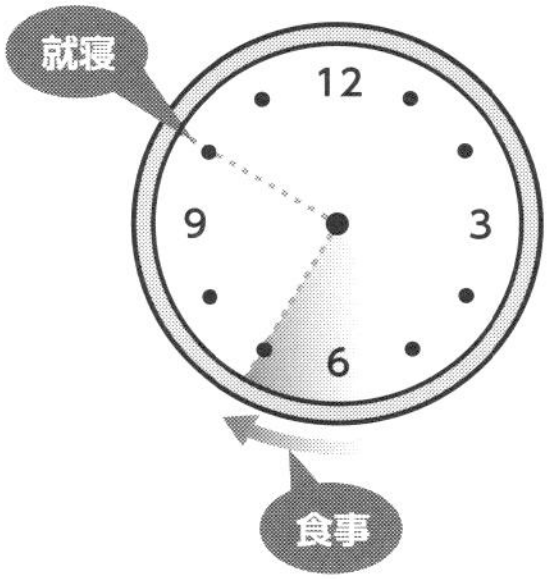

3. 寝る前は、テレビ、パソコン、携帯電話などの操作はしない

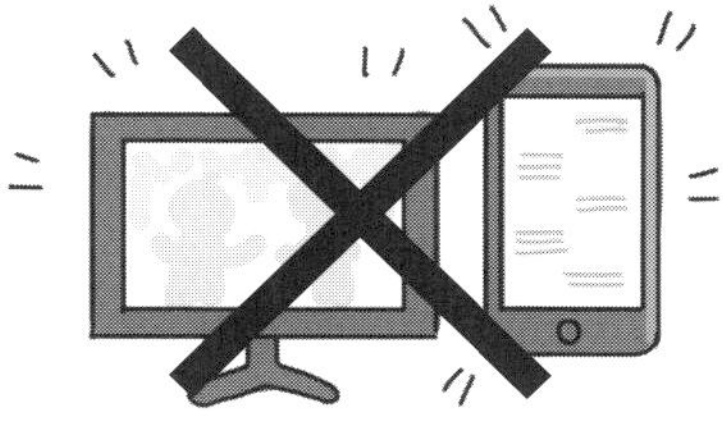

4. 寝る前のカフェインは控える

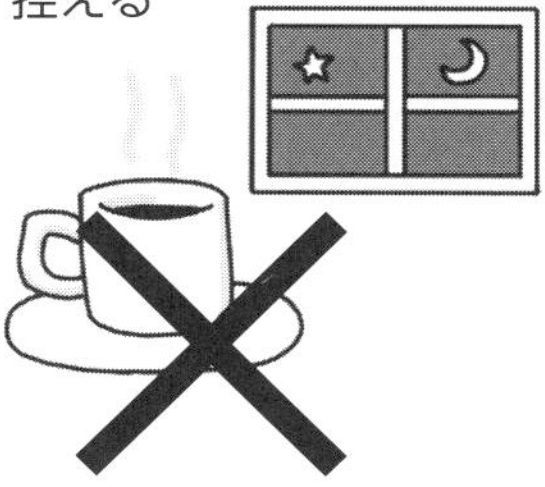

5. 寝る前の運動は避け、お風呂でリラックスする

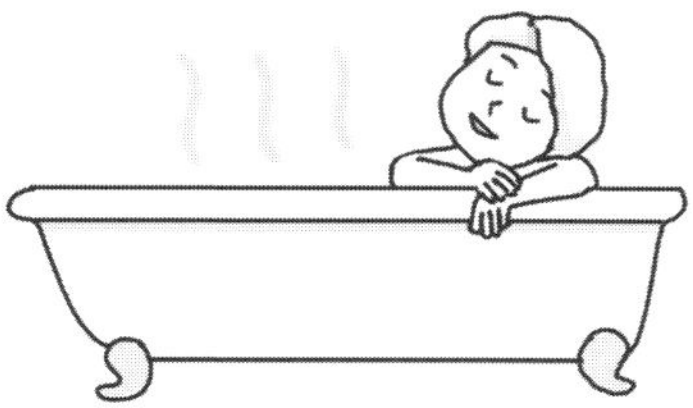

日光浴で長生き

日光を浴びることの健康効果は、これまで二転三転してきました。昔は日光浴をするとカゼをひかないと言われ、赤ちゃんに日光浴をさせたものです。その後、日光浴は皮膚がんの原因になると避けられ、いままた、日光浴は健康によい、長寿につながるという論文が海外で相次いでいます。

太陽光を浴びると、体内のビタミンＤの前駆物質が活性型ビタミンＤに変換されます。この活性型ビタミンＤが多いと、免疫力が高まり、さまざまな病気の予防に役立つことがわかっています。

しかし、紫外線が皮膚がんのリスクを高めることは間違いなく、紫外線の多い地方ほど皮膚がんが多くなります。皮膚がんの中で最も悪性度が高く、死亡率が高い悪性黒色腫は、紫外線の中のＡ波（ＵＶＡ）が原因だとされています。それ以外の皮膚がんを引き起こすとされているのは、紫外線Ｂ波（ＵＶＢ）です。

一方、皮膚がん以外のがんについては、体内のビタミンＤレベルが高いほど予防効果が高く、紫外線の多い地域は大腸がん、肺がん、乳がんなどのがんにかかっても、生存率が高いことが報告されています。また、ビタミンDはがん以外の病気に対する免疫を高めたり、カルシウムの代謝を助けて骨を丈夫にする働きもあります。

日光浴のメリットは体内の活性型ビタミンDを増やすこと、デメリットは活性酸素による皮膚がんの発症です。両者を秤にかけて、日光浴をすべきかどうか、みなさんはどう判断するでしょうか。私は、デメリットよりメリットのほうがはるかに大きいと思います。

女性は光老化を怖れて、日光に当たりたがりません。しかし日光にたくさん当たる女性のほうが、長生きだという研究もあります。スウェーデンの大学病院が、2万9千人あまりのスウェーデンの女性を20年にわたって追跡調査し、そのデータを解析したことがあります。その結果、日光を避けていたグループは、積極的に日光に当たったグループに比べて循環器の病気による死亡が2・3倍も高かったのです。

また、日光に当たるほど死亡率は低くなり、日光を避けているグループは、積極的に当たっているグループに比べて0・6〜2・1年寿命が短いこともわかりました。さらに、日光を避けているグループの非喫煙者の平均寿命は、積極的に日光に当たるグループの喫煙者と同等でした。このことから、日光を避けることの死亡リスクは、喫煙の死亡リスクに匹敵することがわかります。

美肌や美白を考えると、女性にとって紫外線は絶対に避けたいものでしょうが、日光浴にはそれに代えられないくらいのメリットもあるのです。紫外線の害を避けながらメリットを最大限に生かすには、紫外線予防グッズなどを上手に使い、ある程度は日光に親しむことも必要でしょう。

……心のケア……

心のエイジングケア

若さを保つには、体だけでなく心のケアも大事です。心が老け込んでしまうと、リアルエイジは一気に年をとってしまいます。反対に、心が若々しい人は、いくつになっても若々しいものです。

次のような逸話があります。記憶喪失にかかった男性がいました。その人は自分の年も忘れてしまい、40歳だと思い込んで生活していました。ところがある日、突然記憶が蘇り、自分が生まれた年月日を思い出したのです。そして、実は50歳であることがわかりました。すると、みるみるうちにシワが増え、50歳相応の顔になってしまったのです。同時に、以前の若々しさも影を潜めてしまいました。気持ちの持ちようが顔のシワまで変えてしまうのですから、何とも不思議な話です。彼は、もしかしたら記憶が蘇らなかったほうが幸せだったかもしれません。

ですから、もしあなたが40歳なら、「私はまだ若い。30歳だ」と思っていれば、30歳相応のシワが刻まれ、30歳の顔を保っていられます。ところが、「もう年だ。すぐ50歳になってしまう」と思っていたら、本当に50歳相応のシワができて、50歳の顔になってしまうでしょう。

体は自己暗示にかかりやすく、頭で考えたとおりになっていく性質があります。ですから、「老けたなぁ」「もう年だから」などと心の中で思っていたり、それが口癖だったりすると、本当にそのとおりになってしまいます。逆に、「自分はまだまだ若い」「若い頃と変わらない」と思っていれば、見た目も若くなるのです。

年より若い、老けていると思うのは、暦年齢と比較しているからです。もしカレンダーも暦もなければ、自分が何歳なのかわからず、年齢のことなど考えずにいろいろなチャレンジができます。「あの年で」「年甲斐もなく」などと言う人もいなくなるでしょう。まったく年齢を忘れることができなければ、あの記憶喪失の男性のように、自分の年を自分で設定すればいいのです。ちなみに私は、60歳になったら一つずつ年の数を減らしていこうと思っています。まさに「年を取る」ですね。

心が若返る6か条

年をとると失うものが増えていくのも事実です。体力は確実に落ちてきますし、若さもすり減ってきます。更年期が近づいた女性は女性としての自信を失っていくでしょうし、男性も精力の減退を自覚して落ち込むことが多くなるでしょう。愛する人との別れがあったり、仕事をやめたりすれば、喪失感はさらに深くなっていきます。そうしたストレスの積み重ねでエネルギーが枯渇し、自信もやる気も失われてしまうことがあります。

そういうときに、心を元気にするエイジングケアの6か条を選びました。私は、心が折れそうになったときにこの6か条を思い出して、そのときの自分にぴったりくることを実践しています。

〈心が若返る６か条〉

①恋をする

激しい恋愛感情には鎮痛剤やコカインと同じような鎮痛効果があると、米スタンフォード大学のジョーン・マッケイ准教授らが発表しています。どんなにつらい心の痛みがあっても、恋をすればたちまち忘れてしまうということでしょう。それとは別に、恋をしている人は文句なしに若々しいものです。

②大きく笑う

よく笑い、その笑顔が大きい人ほど長生きすることが、米デトロイトのウェイン州立大学エルネスト・アベル教授らの研究で明らかになりました。アメリカ大リーグの選手の写真から笑顔と寿命の関係を分析したところ、口元だけ笑っている人よりも、目まで大きく笑っている人のほうが寿命が９年も長かったそうです。日本でも、笑いが免疫を高めることがわかっています。口を開けて顔中で笑えば、それだけでフェイササイズ（顔のエクササイズ）になりますから、顔も若々しくなりますね。

③緑の中を散歩する

英国エセックス大学のジョー・バートン博士らの研究によると、たった５分間、緑豊かな環境でウォーキングするだけで、心の健康にプラスになるそうです。嫌なことやつらいこと、ムシャクシャすることがあっても、緑の中を歩くだけで心が穏やかになり、気分がよくなります。私も、緑の多いところを歩くのが大好きです。

④自分がきれいに写っている写真を眺める

自分に自信をなくしたとき、自分の容姿に衰えを感じたとき、最高にきれいに写っている自分の写真をながめると、自分も捨てたものではないと自信が蘇ってきます。米カリフォルニア大学のフォイズナー博士らの研究によると、自分の姿形を正しく認識できないと、自分の見かけに対する嫌悪感が芽生えて、心にダメージを与えるそうです。

自分の顔やスタイルの悪いところばかり気にしていると、心も暗くなります。美しく写っている自分の姿を見て、自分の魅力を再確認するのはとてもいいことです。もし、きれいに写った写真がなければ、写真スタジオなどでモデル気分になって撮ってもらうのもいいでしょう。

⑤ブランド品、お気に入りアイテムを持つ

ブランド品を持つと自分に自信を持てるようになると、米ミネソタ大学デボラ・ジョン教授らが発表しています。全身をブランド品で飾る必要はありません。何か一つ、好きな

心が若返る６か条

1. 恋をする

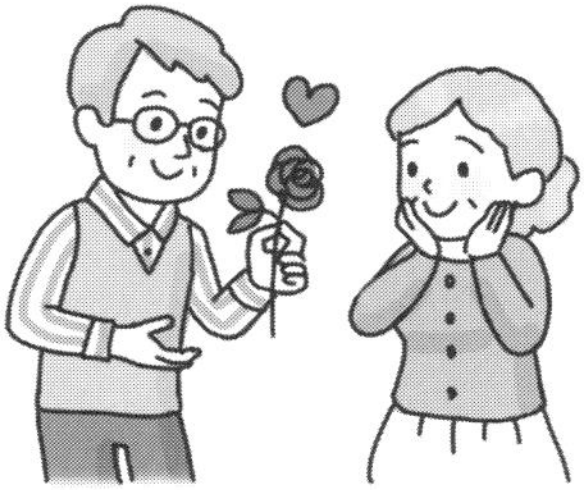

2. 大きく笑う

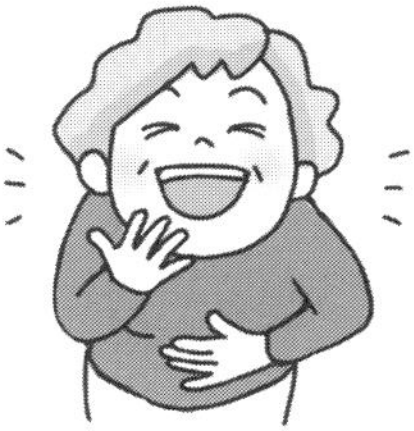

3. 緑の中を散歩する

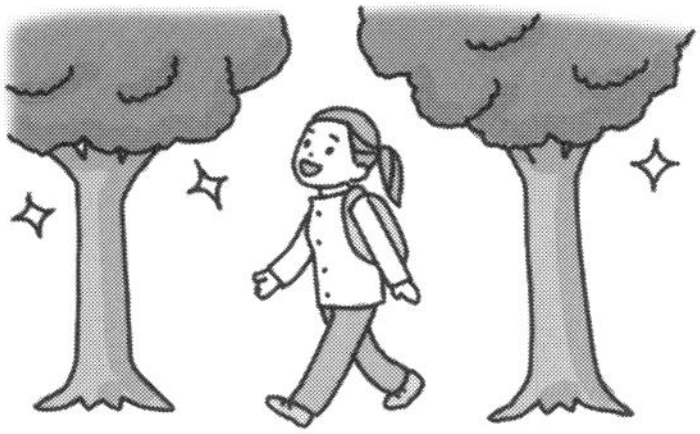

4. 自分がきれいに写っている写真を眺める

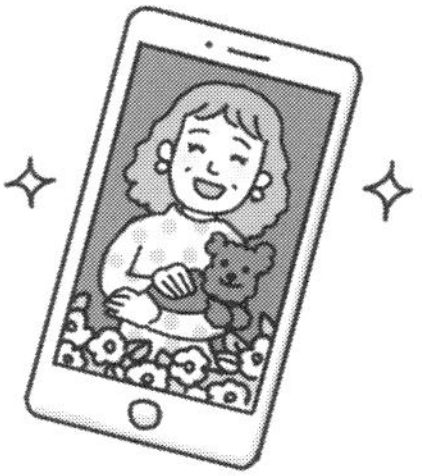

5. ブランド品、お気に入りアイテムを持つ

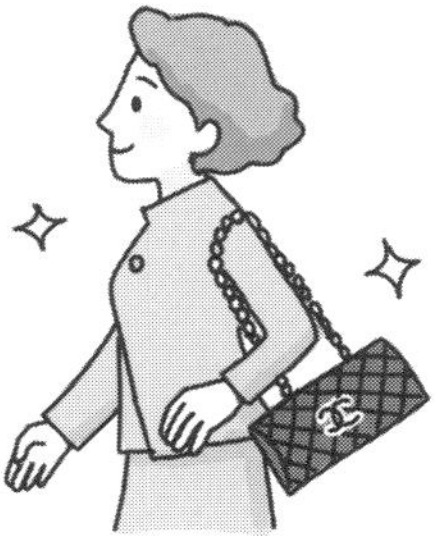

6. 好きな音楽を聴く

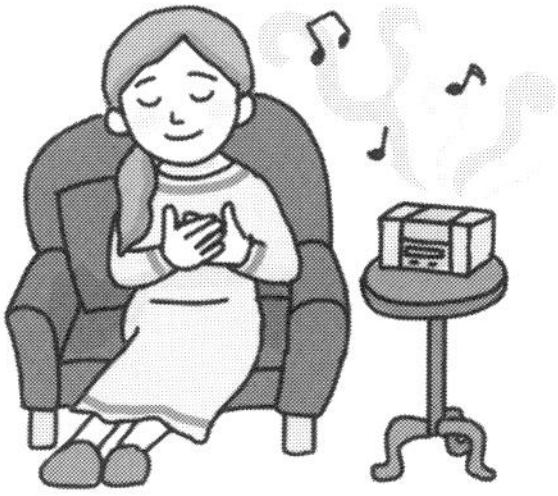

ブランド品を持ったり、お気に入りのアクセサリーや服を身につけると、自分に自信が持てるし、気持ちも華やかになります。

⑥好きな音楽を聴く

好きな音楽、お気に入りの曲を聴くことで気持ちが明るくなり、ストレスや不安が解消されます。人工呼吸器をつけている患者さんに音楽を聴かせたら、不安やストレスが緩和したことが米フィラデルフィア州テンプル大学の研究でわかっています。また、仏ブルターニュ大学ニコラス・ゲゲン教授らの研究によると、ロマンチックな歌詞のバラードを聴くと、若い女性は男性のデートの誘いに乗りやすくなるそうですから、ロマンチックな曲で甘い気分に浸るのもいいでしょう。

老年期のうつ病対策

心の老化の行き着く先が老年期うつ病です。65歳以上に多い老年期うつ病は、100人に一人の割合で発症すると言われるほど、頻度の高い病気です。

原因は三つあると言われています。一つは、脳血管障害によるもの。脳梗塞などによって脳の血流が悪くなると、脳細胞が元気を失ってうつ病を発症させます。進行すると、認知症になることもあります。

二つめは、喪失体験などによるストレスです。配偶者や近親者の死、加齢による体力や体の機能の衰えなど、さまざまな喪失体験を経験する中で発症しやすくなります。

三つめは、病気や薬の影響です。加齢とともに持病も多くなり、入院したり薬の量が増えたりします。そういうことから自分の健康に自信が持てなくなり、うつ病になっていくこともあります。

この中でとくに厄介なのはストレスです。ストレスが過剰になると、それに対抗するためにカテコールアミンやコルチゾールなどのホルモンが分泌されます。これらは「闘争と逃走のホルモン」と言われ、一気に交感神経を刺激してストレスと闘ったり、ストレスから逃げる反応を起こさせます。

ストレスが続いてこれらのホルモンが出続けると、体にさまざまな悪影響が出てきます。免疫力を低下させたり、コレステロールの代謝を悪くしたり、高血糖や高血圧状態をつくって生活習慣病を進行させるだけでなく、うつ病をさらに悪化させます。

そこで、うつ病にならないような、普段からの心がけが必要になってきます。

〈うつ病を予防する生活習慣〉

①生活リズムを整え、適度な睡眠をとる。朝型の生活をし、日中はよく動いて、寝つきをよくします。

②適度に運動する。体を動かすことで、元気ホルモンと言われるドーパミン、エンドルフィンが出て、気持ちが明るくなります。

③バランスのよい食事をする。大豆などの植物性タンパク質、野菜、脳を活性化するＤＨＡ（ドコサヘキサエン酸）の多い青魚がよいとされています。私は最近、サバの缶詰を積極的に食べるようにしています。安価で容易に入手できますよね。

④持病を管理する。血圧や血糖値をコントロールし、薬を必要最小限にとどめて、なるべく入院などにならないようにします。

⑤悩み事を抱え込まない。普段から悩みを相談できるような信頼できる人間関係を築き、悩みをだれかと共有するようにすると、一人でクヨクヨ悩まずにすみます。

⑥趣味や楽しみを持つ。生活の中に楽しめることがあれば、気分転換やストレスの発散になります。

……生活習慣病対策……

天寿を阻むものは生活習慣の中にある

私たちはだれもが、天から与えられた寿命を全うできるわけではありません。加齢とともに免疫力や抵抗力が落ち、いろいろな病気にかかりやすくなります。そして、病気は老化を早めます。肉体的にも精神的にも、です。

なかでも、だれもがかかる可能性のある病気として、生活習慣病があります。糖尿病、高血圧、脂質異常症、高尿酸血症、肥満などです。こうした病気があると、当然健康とは言えませんから、いろいろな意味で心身が疲弊します。さらに、これらの病気は心筋梗塞や脳梗塞、脳出血などの予備軍になり、突然命を落とすような事態を招きかねません。

アイゼンハワー元米国大統領の主治医で、心臓病の大家だったポール・ホワイト博士は、次のような言葉を残しています。

「80歳代以前に心臓病になるのは我々の過ちであり、神や自然の意思ではない」

つまりは、それぞれの人の生活習慣の過ちが心臓病を招いているというのです。長寿で、死ぬまで快適な生活を望むなら、まずは、生活習慣病にならないような生活をすること。もしすでに高血圧や糖尿病があっても、きちんと管理・治療することによって、病気の進行を遅らせたり、死に至るような病気の発症を防ぐことができます。

生活習慣病に限らず、どんな病気も老化を早めます。転ばぬ先の杖で、どんな人にとっても日頃の健康管理が大事です。

怖い突然死を防ぐには

発症して24時間以内の死を「突然死」と呼びます。日本では、突然死で命を落とす人が年間約9万人いるそうです。この数字は自殺死（2万1302人／2017年）の4倍以上、交通事故死（3694人／2017年）の24倍以上。決して少ない人数とは言えません。そのうちの大半（約7万人）は心臓突然死で、心室細動が原因です。

急性心筋梗塞は、動脈硬化、高血圧、糖尿病などの既往症のある人に、さまざまなストレスが引き金になって起こります。そのストレスの一つが天候です。冬の寒い日、天気の悪い日、家の中にいても大きな温度差（ヒートショック）があると、血管が縮んで血圧が急上昇し、急性心筋梗塞を起こしやすくなります。

人間の生理現象や病気と時間との関係を研究する「時間医学」によると、自律神経の活動や心拍数、血液の濃淡などには24時間周期があり、急性心筋梗塞は早朝から午前中に多発する傾向があることがわかっています。朝は心臓に血液を送る冠動脈の血流が少ない、魔の時間帯なのです。発症の周期は月や週単位でもあり、月の第１週の月曜日の朝８～11時はとくに注意が必要です。

急性心筋梗塞は、ミネラルの不足によっても起きます。カルシウムとマグネシウムは心臓や血管の筋収縮を制御しており、２対１でとるのがベストだとされています。しかしカルシウムの摂取が不足すると、骨に貯蔵されているカルシウムが血中に出て骨粗鬆症の原因になり、逆に血液中のカルシウムが増えて動脈硬化を起こしたり、心筋の収縮リズムが狂ってきます。その血中のカルシウム濃度を調整するのが、マグネシウムです。ですから、カルシウムやマグネシウムの不足も、突然死の原因になるのです。

突然死を防ぐには、規則正しい生活と適度な運動、禁煙、節酒、十分な休養や睡眠をとった上で、次のようなことに気をつけます。

突然死を防ぐ生活術

1. 晴れた日は30分以上日に当たる

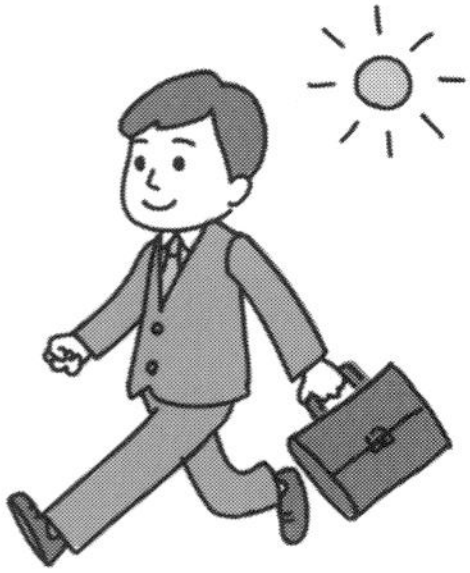

2. 寒い日の外出は防寒を完璧に

3. 寒い時期は浴室やトイレを暖かくする

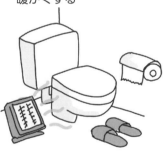

4. 寝る前や起きたときにコップ1杯の水を飲む

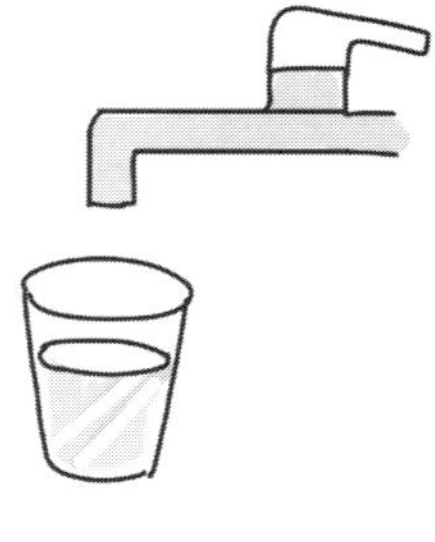

5. カルシウム、マグネシウムが不足しない食生活を心がける

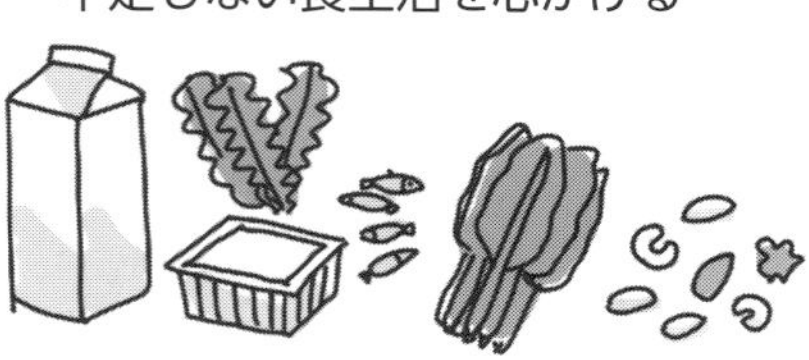

〈突然死を防ぐ生活術〉

①晴れた日は30分以上日に当たり、生体リズムが正しく動くようにする。
②寒い日の外出は、帽子、マフラー、手袋で防寒を完璧に。
③寒い時期は浴室やトイレを暖かくする。
④寝る前や朝起きたときにコップ１杯の水を飲む。
⑤カルシウム、マグネシウムが不足しない食生活を心がける。カルシウムは乳製品や小魚、大豆製品、小松菜など、マグネシウムはナッツ類、大豆製品、海藻、ほうれん草などに多く含まれています。

血圧管理で脳卒中を予防する

脳卒中は心筋梗塞と並んで、突然死を起こす確率の高い病気です。日本では、２分に一人の割合で脳卒中が発症し続けているというのですから、怖い話です。

脳卒中は、脳の血管が破れたり詰まったりする病気で、脳出血と脳梗塞があります。以前放送されたＮＨＫの『病の起源』という番組によると、脳卒中は進化によって生まれた宿命の病で、同じ祖先を持つチンパンジーには脳卒中が見られないそうです。

人の脳は、チンパンジーより3倍以上巨大化しました。その脳の進化に血管が追いつかず、人は脳が大きくなるたびに毛細血管を増やして、血管の壁が薄いまま血管は長く伸びました。そのため大量に血液が流れると、薄い壁に圧力がかかってコブができ、脳卒中を起こすのです。

この脳卒中の最大の原因が高血圧です。ご飯が主食の日本人は、塩分の多いおかずを好みます。そのため塩分依存症になっており、なかなか減塩ができません。しかも、食塩を使った加工食品が多く、知らないうちに塩分をとり過ぎています。たとえば、食パン1枚には０・８ｇの食塩が含まれています。そのほか、うどん、ちくわ、ソーセージ、牛乳（ナトリウム）、バター、スープの素など、多くの食品に塩が添加されています。

厚生労働省が推奨している食塩の一日の目標摂取量は、男性８・０ｇ、女性７・０ｇです。一食あたりにすると、２・５ｇ前後。カツ丼1杯で3～４ｇですから、あっという間に一日の目標摂取量になってしまいます。

一方、世界には古来の生活様式を守り、塩分をほとんどとらない民族がいます。南米アマゾンに住むヤノマミ族や、アフリカ・カメルーンのピグミー族などです。彼らには高血圧や脳卒中はなく、大人になっても収縮期血圧は１００mmHg程度しかありません。このことから、高血圧症という病も、文明が発達し、塩分を自由にとれるようになって生まれた文明病だということがわかります。この塩分の摂取を控えることから、高血圧の予防は始まります。

〈塩分を抑える食生活〉

①薄味に慣れる。
②醤油をかける習慣をやめる。
③塩や醤油を少なくし、酢、コショウ、唐辛子、ワサビなどの香辛料で味付けする。
④ナトリウムを排出するカリウムを多く含む食品をとる。アボカド、バナナ、リンゴ、ほうれん草など。
⑤即席メンなど塩分の多い加工食品は極力とらない。

脂質異常症を防ぐ食事

血中中性脂肪が多くなり、１５０㎎／dl以上になると、高トリグリセライド血症と診断されます。これは脂質異常症の一つで、ほとんど自覚症状がありません。しかし、血中の高い油が徐々に血管を傷つけて動脈硬化を進行させ、心筋梗塞や脳卒中のリスクを高めます。また糖尿病も合併しやすくなります。中性脂肪が極度に高くなると、急性膵炎を発症することが知られています。

中性脂肪が高くなるのは、食べ過ぎ、甘いものや脂っこいもののとり過ぎ、お酒の飲み過ぎなどです。そういうものをなるべく控えて、血中の中性脂肪を下げるＥＰＡ（エイコサペンタエン酸）、ＤＨＡ（ドコサヘキサエン酸）をとりましょう。

ＥＰＡ、ＤＨＡは青魚の油に含まれる不飽和脂肪酸で、血液をサラサラにしたり、慢性炎症を抑える作用があります。先ほど述べたように、オメガ３系のアマニ油、シソ油などは体内でＥＰＡに変換されますから、魚が苦手な人はオメガ３系の油を多くとるようにするといいでしょう。オメガ３系の油は加熱すると酸化されるので、加熱しないで使います。

「糖質制限食」の最新の研究は？

ここで、いま話題になっている「糖質制限食」について触れておきましょう。炭水化物の摂取率を下げる「糖質制限食」については、みなさんも聞いたり読んだりしたことがあるでしょう。さまざまな賛否両論の意見がこれまでありました。

最近、興味深い論文が発表されましたので、ご紹介します。２０１７年、カナダ・マクマスター大学のマシード・デグハン博士らが、「炭水化物の摂取率が上がると死亡率が上昇する」という内容の論文を、世界的に有名な『ランセット』という雑誌に掲載したのです。

博士らは、５大陸18か国において、２００３年１月１日時点で登録した35～70歳の13万５３３５人を、13年３月31日までかけて７・４年間（中央値）追跡調査しました。その調査内容は、全死亡と心血管疾患に対し、食事がどのように影響するのかというものです。今まで、この種の研究データのほとんどは、高所得で栄養過剰傾向にある欧米のものでしたが、この研究は18か国の高所得、中所得、低所得層を対象としており、画期的なものであると言えそうです。

論文の要点は、「炭水化物の摂取量が多いほど死亡リスクが上昇し、脂質の摂取が多いほど死亡率が低下する」というものです。

もう少し細かく見てみると、「炭水化物摂取量の多さは、全死亡リスクの上昇と関連している」「総脂質も各種脂質も摂取量の多さが全死亡リスクの低下と関連している」「総脂質、各種脂質の摂取量は、心血管疾患、心筋梗塞、心血管疾患死と関連しない」「乳製品や動物性食品に多く含まれる飽和脂肪酸の摂取量は脳卒中の発症リスクと逆相関している」という内容でした。

この論文では、炭水化物と脂質それぞれについて、摂取比率によって五つのグループに分け、全死亡率を比較しています。

それによると、炭水化物については、摂取比率が最も低い群（46・4％）は総死亡率が4・1％、最も高い群（77・2％）では総死亡率が7・2％になりました。つまり、最も高い群は最も低い群に比べ、総死亡率が1・76倍も高くなっています。

炭水化物は糖質と食物繊維から成っていますが、糖質は体内に吸収され、血糖値を直接上昇させたり、老化や生活習慣病の原因となる糖化に関係します。他方、食物繊維は体内に吸収されず、血糖値の急な上昇を抑えたり、腸内細菌の餌になります。ですから、死亡リスクの上昇には糖質が関係していることが疑われます。

脂質については、摂取比率が最も少ない群（10・６％）の総死亡率は６・７％。最も高い群（35・３％）の総死亡率は４・１％です。つまり、最も高い群の総死亡率は、最も低い群の０・61倍だったのです。炭水化物の結果とは逆に、摂取比率が高いほど総死亡率が減少しているという結果でした。

つまり、長寿のためには、「炭水化物をなるべく減らすことには根拠がある一方で、脂質をなるべく減らすことには根拠がない」という結果が出たというのです。

今後のさらなる研究に期待したいと思います。

夜間頻尿は寿命を短くする

年をとると、トイレの回数がだんだん増えてきます。１日８回以上トイレ（排尿）に行くと頻尿とされますが、問題になるのは夜間の頻尿です。寝ている間に３回以上トイレに起きるのを「夜間頻尿」と言い、女性より男性に多い傾向があります。

夜中に何度もトイレに起きると、寝不足になり、翌日の体調にも差し障ることがあります。しかしもっと深刻なのは、夜間頻尿が寿命を縮めている可能性があることです。順天堂大学・堀江重郎教授の話によると、北欧の高齢者グループを4年間追跡調査した研究では、夜間頻尿がある人はない人より、2倍も死亡率が高かったそうです。しかも、夜中にトイレに起きると、転んで骨折するリスクも高くなります。

また、夜間頻尿は病気を知らせるサインでもあります。通常、夜間は日中より尿量が少なくなりますが、糖尿病、心臓病、腎臓病にかかっていると、排尿回数が多くなり、尿量も増えます。そこで勧めたいのが検尿です。

検尿でわかる、これだけの病気

血液検査と一緒に行われるのが尿検査です。血液検査を補足する検査のように思われがちですが、実はさまざまなことがわかります。とくに自覚の少ない腎疾患を、早期に低コストで確実に発見する有効な手段になります。腎臓は臓器間ネットワークをつなげる要《かなめ》の臓器。腎臓病だけでなく、心筋梗塞や脳卒中、高血圧などにも関わっています。腎臓病の早期発見は、予後の改善だけではなく、他の病気の悪化予防にも役立つのです。

〈尿検査で疑われること〉

①尿タンパク……腎臓の働きが悪くなると、タンパク質が腎臓で再吸収されず、尿に出る。急性・慢性腎機能障害の疑いあり。

②尿糖……腎機能が低下していたり、血糖が腎臓の処理能力を超えて高いときは尿に出る。糖尿病の疑いあり。

③尿潜血反応……腎臓や尿路に出血があると出て反応する。腎臓や尿管、膀胱などの病気の疑いあり。

④尿ビリルビン……ビリルビンは胆汁に含まれる色素で、通常は肝臓から胆汁に排泄されるため、尿には出ない。ビリルビンが血中に増えると、腎臓から尿に排泄されるようになり、尿も褐色になる。急性肝炎、肝硬変、胆道閉塞などの疑いあり。

⑤尿ウロビリノーゲン……胆汁色素になったビリルビンは腸内で分解され、ウロビリノーゲンになる。その一部は肝臓から血液に入り、腎臓を経て尿に出る。肝炎、肝硬変などで肝臓の機能が落ちると尿中に増える。

⑥尿pH〈水素イオン濃度〉……健康な人の尿はpH６・５前後の弱酸性だが、何らかの病気があると尿が常にアルカリ性か酸性に傾くようになる。アルカリ性に傾くと腎盂炎、膀胱

炎、尿道炎などの感染症にかかりやすくなる。酸性に傾くと、激しい下痢や高熱が出て、飢餓やフェニルケトンという病気が疑われる。また、尿が酸性になると、腎臓や尿管に結石ができやすくなる。

⑦尿沈渣……尿を遠心分離機にかけ、沈殿した物質を調べる検査。多い成分によって、次のような病気が疑われる。

・赤血球→腎盂腎炎、急性糸球体腎炎、膀胱炎、尿道炎、腎腫瘍、腎結石など。
・白血球→腎盂腎炎、膀胱炎、尿道炎など。
・上皮細胞→慢性腎炎、糸球体腎炎、腎盂腎炎、ネフローゼ症候群など。
・円柱細胞→腎結石、痛風、重度腎障害など。

私が実践している若さの秘訣

この章の最後に、僭越ながら私の一日を紹介したいと思います。私は、年3回のマラソンに参加することを生きがいにし、完走できたかどうかを自分の若さと健康のバロメーターにしています。しかし、年々それがきつくなっているのも事実です。

しかし日々の業務に追われ、スポーツジム等に行く時間もありません。だからこそ、毎日の蓄積が大事だと思っています。一日一日を、体によい選択をして過ごす。それが長い目で見て、若さを取り戻すことにつながると信じています。

★一日のおおよそのタイムテーブル

朝　７時30分に起床。歯みがき後、17分ほど散歩。朝食は牛乳コップ１杯とフルーツ。
仕事中　アンクルウェイトを装着し、エレベーターは極力使わず、階段で移動。仕事の合間に腹筋50回。
昼食　病院の食堂で。ご飯は少なめ。
夕食　自宅でとるときは、野菜から食べる順番食。最後にご飯少々。
入浴　42℃のやや熱めの湯にゆっくり浸かり、瞑想などをして気持ちをリラックスさせる。入浴中に歯みがきもすませる。足は専用の石けんですみずみまで洗い、抗菌剤を軽く塗布する。入浴時間は約30分。
就寝　12時。

★ストレス発散法

私はお酒はほとんど飲まず、タバコも吸いません。ストレスはかなりありますが、ネットショッピングやオークションで発散しています。月に1回病院で行っているカラオケ教室で1曲歌うことが、いいストレス発散になっています。カラオケマシーンでは点数が出ます。私は最高で70点でした。

先日、中島みゆきさんの『銀の龍の背に乗って』（TV『Dr・コトー診療所』の主題歌）を歌いました。私が目指す地域医療の姿ですので大好きなのです。ところが、曲が非常にむずかしいこともあって、何とこれまでで最低の37点でした。参加者の爆笑を買いましたが、これもまた、いいストレス発散になったと思っています。

また、病院でいろいろなイベントを催しますが、それを企画したり、参加するのも楽しみの一つです。

★目標や生きがいを持つ

私が朝礼でいつもスタッフに話すのは、「目標を持つ」ということです。まず、3か月に一つくらいの小さな目標を持って、それを達成すること。さらに、1年の目標、2～3

年の目標、その先に長期の目標を持って、それを達成できるように努力することが大事です。私は年に一度、スタッフが海外の学会で研究発表することを目標の一つに掲げています。定期的にみんなで海外に行き、感動を共有するのも、スタッフの絆を深めるのに役立っていると思っています。

★若返りのためにしていること

ファッションに興味を持つことは大事です。おしゃれをしようという気持ちがなくなると、老けていくのも早いと思います。私は、月に１回地元のテレビ番組で健康講座を受け持っていますが、テレビで健康のことを語っている人間が太っていたり、顔色が悪かったら、説得力がありません。テレビに出て、人の目を意識するということは、モチベーションを高める上で大事です。しかし、最近はそれに応えようとすると、若い頃の10倍の努力が必要になってきます。

私はなるべく原色に近い服装にしています。そうすると患者さんたちは喜んでくれますが、私の「中身」よりも服装について感想を述べてくださるのです。それも困ったことですが……。

COLUMN

毒にも薬にもなるお酒の飲み方

昔から、お酒は百薬の長と言われてきました。2012年まで男性の世界最長寿だった泉重千代さんが、黒糖焼酎を毎晩欠かさず飲んでいたことは有名な話です。またブルーゾーンに住む人たちも、適度にお酒を嗜んでいます。

少量のアルコールは、血管を広げて血流をよくしたり、善玉コレステロールと言われるHDLコレステロールを増やして動脈硬化を予防します。また、ワインにはポリフェノール、日本酒にはフィチン酸やフェルラ酸という抗酸化物質が含まれており、老化や病気の元凶と言われる活性酸素を除去してくれます。しかしそんなお酒も、飲み方を間違えれば、肝臓を壊したり、アルコール依存症になって脳や神経に障害をきたすこともあります。

アルコールは、ADH（アルコール脱水素酵素）、ALDH（アルデヒド脱水素酵素）という二つの酵素の働きによって無害化されます。これらの酵素の活性が悪いと、アルコールがうまく分解されず、二日酔いや悪酔いをします。日本人には、そういうアルコールに弱い体質の人が半数近くいるそうです。お酒に強い人でも、どちらかの酵素が弱い可能性がありますから、ほどほどを心がけてお酒を長寿に役立てましょう。

第4章

健康長寿（若返り）のための医療最前線

夢の治療法への挑戦

最先端の医学が老化や生命科学に切り込んで、医療の新しい地平が拓かれようとしています。老化の概念は変わり、老化は治療できる「病気」になりました。遺伝子治療や再生医療が今後さらに進化したら、老化を食い止めるどころか、若返りは本当に実現するかもしれません。

「老化は病気」という新しい常識

これまで、加齢は生物にとって宿命であり、加齢とともに体が衰えていくのは自然の摂理であると思われてきました。ところが、生命科学や抗老化医学の進歩によって、「老化」の概念も変わりつつあります。最新医学では、老化はもはや自然の生理現象ではなく、「治療すべき病気」であるという考え方が常識になりつつあります。

「老化とは病気」。そう聞いて、すぐには納得できないという方もいるでしょう。しかしヨーロッパの老年学の研究チームは、２０１５年、「老いを病気に分類すべき」という論文を発表しています。

それは次のようなものです。従来は、老化は人類に共通の人生の正常なプロセスであって、病気ではないと考えられていました。１００年前は、骨粗鬆症も関節リウマチも高血圧も、ただの老化現象だと見なされていたのです。ところがその後、それらの老化現象は病気と診断され、治療を施すことによって症状が改善するようになりました。老化が人体の構造や機能に有害な影響を及ぼしているという事実に疑いの余地はなく、そうであるならば老化は体にとって病気である、というのです。

さらに、老化には特定の原因があることが明らかになっており、それらの一つひとつを分子や細胞レベルまでさかのぼって分析すれば、老いの兆候や症状を見つけ出すこともできるというのです。

別のヨーロッパの研究グループは、老化状態を予測する「バイオマーカー」がすでに多数特定されていると発表しています。バイオマーカーとは、体の状態を客観的に測定し、評価する指標のことです。老化のバイオマーカーは、体内で起きる加齢性の変動をつきとめるもので、老化に由来する疾患が現れる前に、バイオマーカーに変動が現れます。もし、医師や製薬会社がそうしたマーカーを活用すれば、やがて細胞や分子の機能不全を正常に戻す治療が開発され、老化による疾患を防げる可能性があるというのです。

交通事故や災害や自殺死などを除いて、人を死に至らしめるものは、それが老いであっても病気と見なされ、治療を施す時代がもうそこまで来ているのです。

老化を治療できる時代が来る

実際に、そういう動きも加速度的に進んでいます。

テロメラーゼの研究で知られる米国のビル・アンドリュース博士は、近い将来、老化を逆行させる「抗老化薬」が登場すると断言しています。博士は不老不死研究の第一人者と目されており、「加齢を予防し、逆行させて、人々を健康的に長く生きられるようにする」ことを自らの使命と信じ、テロメラーゼの研究に邁進してきました。

第1章で触れたように、細胞が分裂してもテロメアが短くならなければ、細胞老化は起きず、細胞死もありません。これこそが、私が若い頃追求していた「細胞の不死化」です。それを可能にするのが、テロメアの短縮を抑えたり、テロメアを伸ばす働きのあるテロメラーゼという酵素です。

テロメラーゼ遺伝子は、体のあらゆる細胞のDNAにあります。しかし、受精卵、幹細胞、がん細胞を除いて、大半の体細胞のテロメラーゼは発現されていません。なぜなら、テロメラーゼ遺伝子の活性が抑制されているからです。この抑制を取り払うことができれば、あらゆる細胞のテロメラーゼを活性化できます。

テロメラーゼを活用する治療には、二つの方向性があります。一つは活性を抑える方向の治療、もう一つは高める方向の治療です。がん細胞はテロメラーゼによって際限なく増殖して、不死の命を得ています。そのテロメラーゼの活性を抑えれば、がんも一定のところで増殖が止まり、細胞死に至ります。それはがん治療に多大な貢献をするでしょう。これが前者です。

後者は、体の体細胞にあるテロメラーゼの活性を高めることです。それによって、「細胞分裂寿命」が延長されれば、細胞老化を防ぎ、寿命を延ばすだけでなく、若返りも可能になります。

アンドリュース博士は世界で初めて、テロメアの短縮を抑制する物質を開発しました。それが、２００７年に販売された「ＴＡ-65」という薬剤です。

さらに２０１４年には、テロメラーゼを誘導活性させる「ＴＡＭ-８１８」を開発しています。このテロメア伸長効果は「ＴＡ-65」の80～３００倍もあり、ＴＡＭ-８１８を含有する化粧品を30日間塗布すると、目尻のシワが激減するそうです。

こうした裏付けがあって、博士は「抗老化薬」の登場を断言しているのです。

別の新しい治療で、テロメアが20年分伸びたという報告もあります。遺伝子治療の研究を行っている米Bio Viva USAは、同社のＣＥＯであるエリザベス・パリッシュ氏に、二つの実験的な遺伝子治療を行いました。パリッシュ氏は、実験前に白血球から採取したデータの分析から、同年代の人に比べてテロメアの長さが短く、ほかの人よりも早期に加齢に関連する疾病が出やすいことがわかっていました。

パリッシュ氏に施した治療は同社が開発したもので、加齢による筋肉量減少を防ぐ治療と、加齢にともなうさまざまな疾患によって幹細胞が消耗するのを防ぐ治療です。幹細胞とは、分裂して自分と同じ細胞をつくったり、別の細胞に分化する能力のある細胞のことです。

これまで、テロメアを伸長させる実験は、マウスを対象にしたものはあったものの、人間に行われたのは初めてです。

実験治療は、２０１５年9月と２０１６年3月の2回にわたって行われました。その結果、パリッシュ氏のテロメアは約20年分も長くなり、生物学的には白血球が若返ったそうです。

テロメアが20年も長くなったことが生体にどのような影響をもたらすのか、まだわかりません。しかし、もしこの実験治療が成功すれば、医学はこれまでの医療の限界を破って、新しい時代に突入するかもしれません。

進む「老化の遺伝子治療」

遺伝子治療の研究は、世界中で行われています。

人体の細胞の中では、絶え間なく化学反応が行われています。その化学反応が最もよい状態なのは20代のときで、20歳前後の若者と65歳以上の高齢者を比べると、心臓疾患、がん、肺炎、インフルエンザなどによる死亡率に格段の差があることがわかっています。高齢になるほど、化学反応の誤作動が多くなるからです。

近年、老化を引き起こす化学反応の誤作動が次々に特定されています。その誤作動に起因する老化を遅らせたり、若返りすら可能にする治療が開発されています。その中で期待が集まるのは、ミトコンドリアの修復と置き換えに焦点を絞った研究です。

ミトコンドリアはエネルギーの元を生み出す器官で、細胞の中に数千単位で存在します。しかし、加齢とともに機能が低下して誤作動を起こすようになると、細胞の内部に有害な物質が排出されるようになります。それが老化を進行させると考えられているのです。

カリフォルニア工科大学とカリフォルニア大学ロサンゼルス校の研究チームは、ショウジョウバエの遺伝子の活動を人工的に増やし、筋肉組織内にあるミトコンドリアのＤＮＡの変異を見つけて、破壊することに成功しました。ミトコンドリアのＤＮＡ変異は老化現象を引き起こすと言われており、細胞内に変異型ミトコンドリアのＤＮＡ（ｍｔＤＮＡ）が増えると、早い時期から老化現象が起きてきます。

この新しい技術によって、ショウジョウバエのｍｔＤＮＡの細胞内の割合は、75％から5％に低下したそうです。

加齢で機能が衰えた筋肉や神経などには、ｍｔＤＮＡが蓄積しています。それと今回の実験の結果を考え合わせると、「細胞内のｍｔＤＮＡを減らせれば、老化を遅らせ、若返りを実現できる」とカリフォルニア工科大学のブルース・ヘイ生物学教授は語っています。

幹細胞に注目した遺伝子治療もあります。先ほど述べたように、幹細胞は古い細胞に代わる新しい細胞を増殖させる特別な細胞です。その細胞の中ではテロメラーゼが発現して、長期間増殖をくり返しています。しかし、老化が進むとその幹細胞の数が減って、新しい細胞が生まれなくなります。

ところが、最近の研究で、体内のエネルギー代謝に欠かせない「ニコチンアミド・アデニンジヌクレオチド（ＮＡＤ＋）」という物質を人工的に増やすと、幹細胞が活性化できることがわかったのです。

ＮＡＤ＋の前駆物質は、「ニコチンアミドリボシド」という物質です。これを使ったサプリメントを老化したマウスに投与したところ、筋肉量が回復したり、新しい脳細胞の生成が促される効果がありました。この物質は安全性が確認されており、人に投与しても有害な影響は現れず、ＮＡＤ＋が増えたそうです。

ＮＡＤ＋に着目した研究が、近年増えています。米国の科学誌『サイエンス』は、「病気の予防や寿命を延ばすために、ＮＡＤ＋を人工的に増やす手法に大いに期待が集っている」と評価しています。

老いや老化を、人類が抗えないものではなく、「病気」という観点から見直したら、医療が変わるだけでなく、経済や社会も変わっていくでしょう。それがどんな展開を見せるのか、期待を持って見守りたいと思います。

再生医療の現在

遺伝子治療と並んで期待されるのが、再生医療です。再生医療とは、ケガや病気によって機能できなくなった臓器や組織を新しく再生させる医療のことです。みなさんも「再生医療」という言い方は、どこかで聞いたことがあるでしょう。

いまの医療は、基本的には「落ちた臓器の機能を医療機器や代わりの臓器で補う治療」です。心臓の機能が落ちればペースメーカーを入れ、腎臓が悪くなったら人工透析をします。また、臓器そのものがダメになったときは、臓器移植という方法を用います。

再生医療は、そうしたこれまでの医療とは全く違います。その人の組織そのものを再生させてしまうのです。

再生医療の手法にはいろいろなものがありますが、いま注目されているのは、多能性幹細胞を利用したものでしょう。人間の体の中には、新しい細胞を生み出す能力のある体性幹細胞があります。それらを移植する医療は、すでに臨床で行われています。たとえば、白血病や再生不良性貧血などの治療に用いられている骨髄移植は、ドナーから採取した骨髄液を患者に注射で注入し、骨髄液の中に含まれている造血幹細胞を移植して赤血球や白血球などの血球成分を増殖させる治療です。

体性幹細胞以外に移植に使える可能性のある多能性幹細胞に、ＥＳ細胞とｉＰＳ細胞があります。しかしＥＳ細胞は受精卵の胚を使うため、倫理的な問題がありました。それをクリアしたのがｉＰＳ細胞です。ｉＰＳ細胞は四つの因子の遺伝子を使うことで、ＥＳ細胞と同じように、ほぼすべての組織の細胞に分化できる能力を持ちます。

このｉＰＳ細胞を発見した山中伸弥教授がノーベル生理学・医学賞を受けたのは、周知のとおりです。

ｉＰＳ細胞で網膜再生／加齢黄斑変性

ｉＰＳ細胞は、細胞の若返りや再生医療への応用など、大きな可能性を秘めており、世界中でｉＰＳ細胞を使った研究が行われています。

その研究の最先端を走っているのが、理化学研究所の加齢黄斑変性への応用です。加齢黄斑変性は、加齢などによって網膜の中心部の黄斑が障害を受け、見ようとするところが見えなくなってしまう病気です。

２０１４年９月、滲出型加齢黄斑変性の患者に初めての治験が行われました。この病気は、脈絡膜という血管層から新生血管が網膜周辺に生えてきて出血し、黄斑が障害されます。治験では、患者の皮膚の細胞からｉＰＳ細胞を誘導し、網膜色素上皮細胞のシートを網膜に移植しました。

１年後の経過発表では、新生血管の再発は見られず、移植前の視力を維持でき、シートの安全性も確認されているということです。実用化が大いに期待されます。

iPS細胞から血小板再生／血液製剤の量産

また、東京大学の中内啓光特任教授と京都大学ｉＰＳ細胞研究所の江藤浩之教授は、ｉＰＳ細胞から血小板を生み出す細胞をつくり、血小板の血液製剤を量産できる製法を確立しました。

血小板は血中成分の一つで、血液を固まらせて止血する働きがあります。この血小板が骨髄でつくられなくなったり、血小板が破壊される血小板減少症になると、血小板を輸血

iPS細胞から輸血用の血小板をつくる仕組み

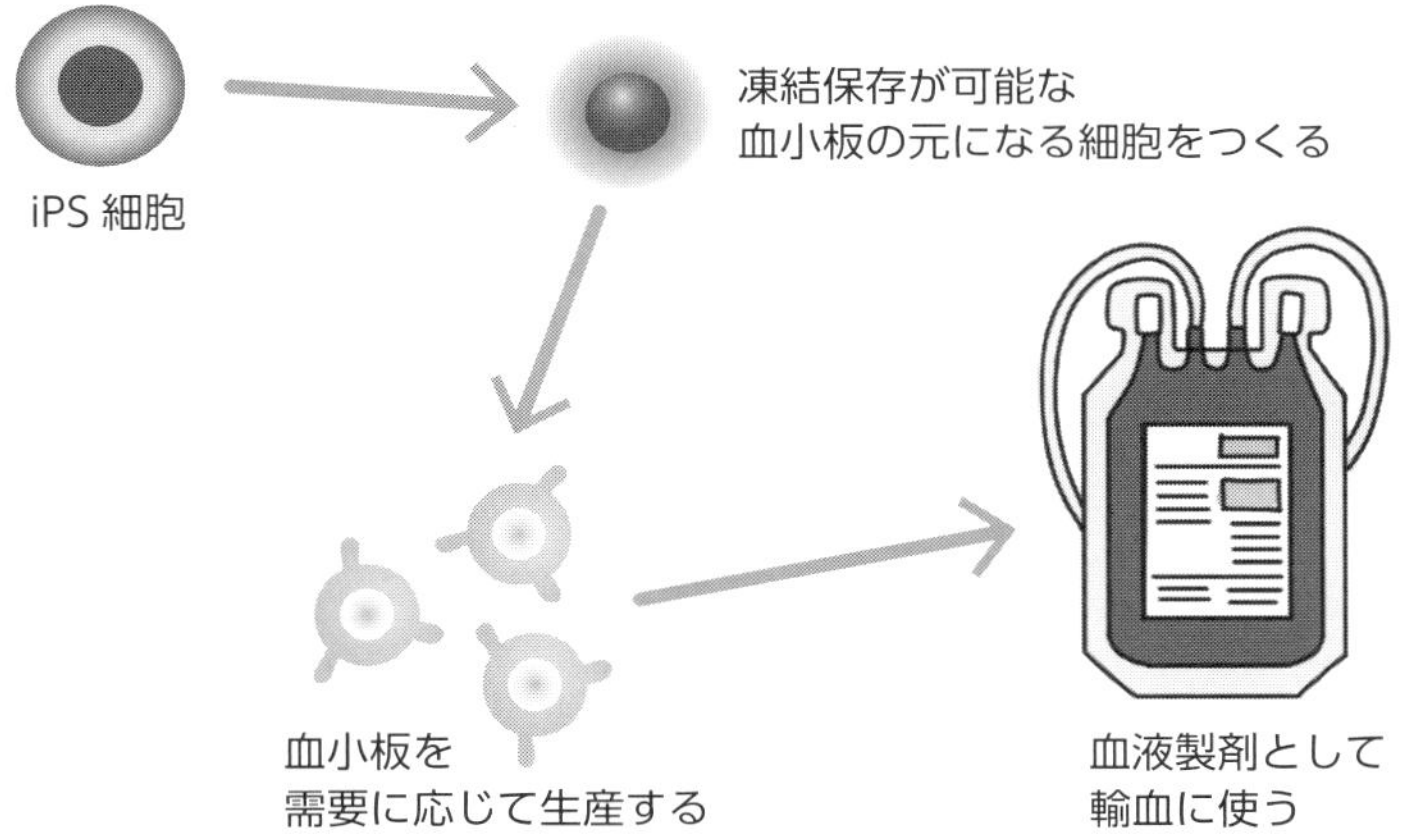
iPS細胞
凍結保存が可能な
血小板の元になる細胞をつくる
血小板を
需要に応じて生産する
血液製剤として
輸血に使う

しなければなりません。また、外科手術や交通事故の患者の止血などにも、血小板製剤が必要です。

現在、血小板製剤は献血に頼っていますが、献血から採った血小板は採血後４日までしか使えません。献血をする人が減る中、これからさらに少子高齢化が進むと、血小板不足が懸念されます。

ｉＰＳ細胞からつくった血小板製剤は無菌状態でつくられ、２週間ほど使えるそうです。これが量産できれば、献血だけに頼る必要がなくなり、不足の心配も解消されます。中内教授らはベンチャー企業を設立し、今年（２０１８年）から臨床試験を行う予定です。

iPS細胞で心筋シート／心不全治療

２０１８年から始まる臨床試験が、もう一つあります。大阪大学心臓血管外科の澤芳樹教授らは、冠動脈（心筋に血液を送る動脈）が詰まって心筋への血流が滞ってしまう虚血性心筋症の患者を対象に、ｉＰＳ細胞からつくった心筋シートの臨床試験を２０１８年上半期から始める予定です（２０１８年5月、臨床研究計画を国が大筋で了承）。

心不全は、さまざまな心疾患によって心臓の働きが低下してしまう病態で、重症心不全になると命を落とす危険もあります。最近では、俳優の大杉漣さんが急性心不全で亡くなりました。

重症の心不全の治療は、心臓移植か人工心臓しかありません。日本では臓器移植への理解が薄くドナーも足りない状態で、臓器移植はなかなか受けられません。人工心臓も、大掛かりな手術になります。心筋シートは、移植臓器や人工心臓のかわりに自ら拍動して、心筋の働きを助けます。

澤教授らは、すでに患者の太ももの筋肉からつくった細胞シートを心臓に移植する治療

iPS細胞を使う心不全の治療のイメージ

iPS心筋で心不全治療、大阪大学の申請を国が大筋で了承

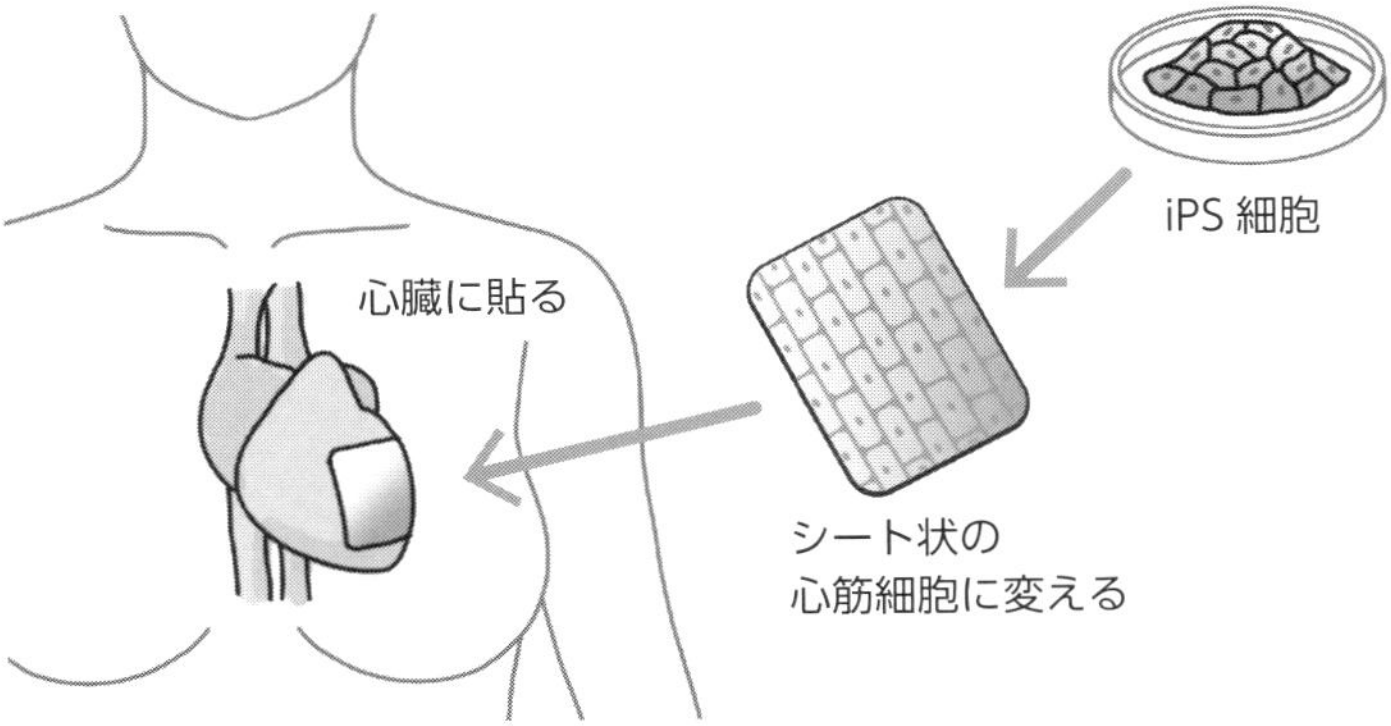
iPS細胞
シート状の
心筋細胞に変える
心臓に貼る

を行っていますが、重症心不全患者には効果に限界があることから、ｉＰＳ細胞由来の心筋シートの開発を進めていました。

医療で期待されるＡＩ

ＡＩ（人工知能）が急速に注目を集めており、さまざまな分野で活用されるようになりました。医療の分野も例外ではありません。むしろ、医療こそＡＩの活用が期待される分野です。

これから人口が減り、高齢者が増えて、医療機関は医師や看護師が不足する時代を迎えます。医療だけではありません。介護や福祉の世界では、マンパワーがすでに不足してい

ます。そういう時代に、高い知能を備えたロボットやＡＩ搭載機器があれば、医師やスタッフの業務は大幅に効率化され、かつ、ヒューマンエラーも防げるでしょう。これからは、おそらくＡＩなくして医療は成り立たなくなるかもしれません。

現在、ＡＩが医療でどのように活用されているのか、その最先端をご紹介します。

東京大学医科学研究所では、米国ＩＢＭのＡＩ（ワトソン）を使って、がん患者の遺伝子診断や遺伝子解析を行っています。がん患者の遺伝子データを入力すると、がんの発症に関わる遺伝子変異を速やかに選び、その変異を標的にした治療薬を提示するそうです。また遺伝子情報を解析することによって、可能性のある病気を拾い出し、提示してくれるということです。こうしたことを人間の手で行ったら、どれくらいの労力と時間がかかるかわかりません。

ＡＩは、膨大な医学データを持っています。患者の情報を入力すると、その膨大なデータの中からすぐさま必要な文献や情報を拾い出すことができます。医師の負担は軽減され、患者も適切な治療を早く受けることができます。

自治医科大学では、診療支援システム「ホワイト・ジャック」を開発中です。論文情報や臨床データを蓄積したＡＩと医師が対話しながら病名を探し出したり、その病気に必要な検査や薬剤候補を提示するそうです。これによって医師の見落としや診断の片寄りを回避できるメリットがあります。

医療の中でいま最もＡＩの研究開発が進んでいるのは、画像診断の分野です。レントゲンやＣＴなどの画像からがんを正確に見つけ出すには、かなりの熟練が必要です。しかし米国のＡＩを使った画像診断によって、がんなどをすみやかに検出し、素早い診断ができるようになりました。むずかしいと言われる肺がん検出率は、放射線診断医を５割も上回るそうです。

これからはＡＩが病気を診断し、薬をチョイスする時代が来るでしょう。そのときこそ、人間としての医師力が試されるのかもしれません。

介護ロボットはどこまでできるか

すでに深刻な人手不足に見舞われている介護の現場では、介護ロボットの導入が待ち望まれています。政府は２０１３年、ロボット介護機器の開発、導入促進に積極的に取り組むことを発表しました。それを受けて経済産業省と厚生労働省も、介護ロボットの開発支援に踏み出しました。ロボット開発メーカーを支援したり、導入を促すための補助金制度が設けられましたが、なかなか導入は進んでいないようです。

しかし、介護ロボットのメリットは大きいと思います。私は介護ロボットをどんどん導入したいと思っています。それによって介護者（ヘルパー）の身体的、精神的負担が減るのはもちろんですが、利用者にとっても多大なメリットがあるからです。

ロボットに利用者の情報をインプットして、その利用者を毎日見守ってもらえば、ちょっとした異常も見落とされることがありません。介護者は日によって違いますから、利用者の細かい異常に気づきにくいことがあるのです。

そして異常に気づいたとき、医療機関などに通報するシステムが整備されれば、病院も素早く対応できます。

またロボットは学習するので、一度起きたことを覚えていて、次に同じようなことが起きたとき、事前に察知して予防することもできます。たとえば、以前転倒したことのあるお年寄りが同じような状況になったとき「その行為は危ないよ」と警告を発してくれれば、利用者もハッと気づいて「そうだった」と思い出すでしょう。そうすれば、転倒を未然に防ぐことができます。

ロボットは、話し相手にもなってくれます。会話も学習するので、話しているうちにだんだん愛着が湧いてきます。一人暮らしのお年寄りには家族のような存在になりますし、うつ病などの気分障害の予防にもなります。

個人的には、病院や老健施設用に受付ロボットがあるといいと思います。受付ロボットではありませんが、当院ではいち早く人型ロボット「ペッパーくん」を導入し、入り口に置きました。しゃべる言葉は少なくても、患者さんに和みと癒しを提供してくれています。

介護ロボットやＡＩの導入で、介護者や医療従事者がもっと余裕のある仕事ができるようになれば、医療や介護の世界も変わってきます。こうした近未来の医療の情景を考えると、ワクワクしますね。

ＡＩ搭載の性行為ロボットが登場

介護ロボットばかりではありません。ＡＩ搭載の新しいタイプの女性型ロボットが、イギリスで話題になっているそうです。「サマンサ」と名付けられたこのロボットは、性行為以外の「家族モード」を持ち、音声アシスタントとの連携にも取り組んでおり、これは今までに前例がない試みだということです。

「家族モード」が搭載されているため、普通に会話をしたり、子どもたちと遊ぶこともできます。サマンサは多くのことを知っており、ジョークから難しい話題まで、さまざまな会話ができるそうです。そして「彼女」は、夫婦や子どもとの会話から、さらに多くを学習しているのです。

「家族モード」から「性行為モード」への変換は、ボタンなどで行うわけではありません。サマンサに優しくタッチし、うまく話しかけて、彼女の気分が高まり、その気になった時にはじめて性行為モードになります。つまり、無理やり強制することはできない仕組みになっているのです。

「サマンサをモノとして扱うのではなく、人間の女性と置き換えることでもない」というのが開発者のモットーだそうです。開発者の奥さんは「夫がサマンサを抱いても怒らない。家族のようなただの人」とコメントしているそうです。サマンサは嫉妬もしないし、浮気をする心配もありません。

高齢で、一人になった孤独な男性にとっては、楽しい話し相手にもなってくれます。これは朗報と言えるかもしれません。

第5章

人間はなぜ老いるのか

「老化」と「寿命」の科学

古来、絶対的な権力と富を持った者が最後に求めたのは、「不老不死」への飽くなき欲求でした。しかし、人には寿命があり、だれもが死の運命から逃れることはできません。人はなぜ死ぬのか。何が人の寿命を決めるのか。最後に、それをひもといていきます。

人は何歳まで生きられるのか

「不老不死」の薬を追い求めた権力者といえば、真っ先に浮かぶのが秦の始皇帝です。彼は、部下に不老不死の秘薬をつくらせ、その水銀入りの丸薬を飲んで死んでしまったそうです。笑い話のような話ですが、しかし、健康で長生きしたいと願っているのは権力を持つ者だけではありません。だれもが願っていることでしょう。

もちろん、私もその一人です。私は長生きするだけでなく、できるなら若返りたいとすら思っています。

私たちは、何歳まで生きられるのでしょうか。「120歳まで生きられる」「いや、125歳まで可能だ」などと諸説かまびすしいですが、実際の最高寿命は、何歳でしょうか。

現在、正式な記録が残っている中で、世界で最も長生きした人はフランスのジャンヌ・カルマンという女性だそうです。1875〜1997年まで、122年と164日生きたという記録があります。

東京大学分子細胞生物学研究所の小林武彦教授によると、人が何歳まで生きられるかを計算することは、むずかしいそうです。教授は、「120歳まで生きられるという根拠は、実際にそれくらいまで生きた人がいるから、ということにすぎない」としながらも、「そのあたりが生物的限界ではないか」と話しています。

オランダの大学の研究チームも、人の寿命には上限があるという研究結果を報告しています。死亡時の正確な年齢の記録が残っているオランダ人約7万5千人の過去30年間のデータを分析したところ、女性の寿命の最高上限は115・7歳、男性は114・1歳でした。この30年間で人間の平均寿命は延び続けているのに、最年長グループの寿命は延びておらず、最高上限は変化していないので、「寿命には上限がある」という結論が導きだされたのです。

ある年齢以上になると、長生きに壁があることは事実です。世界の中で、平均寿命がトップクラスの日本には、100歳以上の百寿者が6万7824人います（2016年）。ところが、110歳以上になると、世界中から集めても100人にも満たないのです。そこに、「110歳の壁」が厳然とあることがわかります。まして120歳の壁となると、そのハードルはさらに高くなります。

「老化」と「寿命」の違い

寿命に上限があるとしたら、私たちはどんなに生きても、120年くらいしか生きられないということでしょうか。

そもそも、「寿命」とは何でしょうか。「老化」と、どう違うのでしょうか。この二つは密接に関わっている一方で、意味はまったく異なります。

寿命とは、「生命が続く長さ」のことです。別の言い方をすれば、「有性生殖」特有の死のことです。有性生殖とは、人間のようにオスとメスの遺伝子を半分ずつ子どもが受け継ぐ繁殖方法のことです。それに対して、1個体だけで子孫を残せる繁殖方法を「無性生殖」と言います。大腸菌のように、もとの個体が分裂しながら倍々方式で増えていくので、栄養のある限り無限に生殖し続け、「死」を迎えることはありません。したがって、寿命もないことになります。

私たち有性生殖生物は、寿命によって死を迎えます。その最大寿命は、生物種ごとにほぼ決まっているそうです。最大寿命とは天から与えられた寿命のことで、俗に言う「天寿を全うする」ことです。事故や大きな病気にあわず、老衰などの生理的現象によって死亡するまで続く生存期間のこと、と考えたらいいでしょう。

よく長寿のたとえとして「鶴は千年、亀は万年」と言いますが、実際には、鶴の最大寿命は約30年、亀はウミガメなら１７０年ほどです。最大寿命は、劇的な進化が起きない限り、大幅に更新されることはないそうです。なぜなら、それは遺伝情報に書かれた、先天的な性質と考えられているからです。

人間の最大寿命（寿命の上限）が１２０年なのか、それ以上なのかはわかりませんが、種としての最大寿命は生まれたときから決まっており、それを超えることはできません。

では、最大寿命を決めるものは何でしょうか。それは「老化」です。老化とは、体の機能が衰える現象のことを言います。老化によって私たちは死を迎え、寿命が決まります。

寿命と老化の違いという冒頭の質問に答えるなら、老化は原因であり、寿命は結果です。両者のいちばん大きな違いは、最大寿命は「先天的に決められた生の期間」であるのに対し、老化は必ずしも先天的に決められたものではない、ということです。後天的な環境要因（紫外線や有害物質など）の影響を受けながら、老化は進んでいきます。

寿命を決めるもの、「テロメア」

人間は老化し、やがて寿命を迎えます。「老化」と私たちはひと言で言いますが、老化には「個体の老化」と「細胞の老化」があります。人間の体は60兆個（35兆個という説もある）の細胞で成り立っていると言われています。それぞれの細胞が老化した先には個体の老化があり、その先に個体の死がある。そう考えるのが自然ではないでしょうか。

細胞の不死化は、若い頃の私の研究テーマの一つでした。ネブラスカ州立大学医療センターの移植外科に留学したことが契機でした。細胞の不死化とは、突然変異によって通常の細胞老化を回避し、連続的な細胞分裂能力を獲得することです。

当時、私はホックス教授の研究室に従事していました。第1章のインタビューでも述べましたが、教授は黄疸を引き起こす肝臓病の治療に肝臓の細胞移植が有効であることを、『ニューイングランドジャーナル・オブ・メディシン』という世界的権威の医学誌に投稿しました。ヒトの肝細胞を無限に増殖させる技術、つまり、細胞不死化技術を使用すれば、一部の先天的な肝臓病の治療に応用できることを示した臨床研究のデータでした。

ホックス教授の指導の下で、私は基礎実験としてラットの肝細胞の不死化に取り組みました。最初はウイルス由来の遺伝子を使用していましたが、安全面からテロメアを使用した不死化にたどり着き、ラットの肝臓細胞の不死化に成功したのです。

細胞老化を防いで不死化すれば、長生きにつながる。そのような発想が、私を研究に駆り立てました。そのとき、大きなカギを握るのが、テロメアでした。テロメアが短くならなければ、細胞は老化しないし、人が死ぬこともないからです。

人の寿命を左右するテロメアとは何なのか。そこから考えてみたいと思います。

人の体を構成している細胞は、つねに新陳代謝をしています。そのとき、古くなった細胞は、ＤＮＡを複製して新しい細胞に置き換わります。ＤＮＡは染色体に巻き付くようについており、その染色体の端にテロメアがあります。テロメアはギリシャ語の「telos（末端）」と「meros（部分）」からつくられた言葉で、染色体の「余白」に当たる部分です。

この余白がないと、ＤＮＡがコピーされるたびに、端から順番に遺伝情報が抜け落ちてしまいます。それを防いで、ＤＮＡの分解や修復から染色体を守り、染色体の安定性を保っているのがテロメアです。テロメアは、ＤＮＡを完全に複製するために、なくてはならないものなのです。

テロメアは、六つの塩基（ＴＴＡＧＧＧ）配列がくり返された構造をしています。この配列は、ＤＮＡが複製されるたびに20塩基ほど短くなっていきます。人の体細胞の場合、一度短くなったテロメアが復元されることはありません。そして、一定の長さより短くなると、染色体が不安定になり、さらに短くなると細胞は分裂できなくなってしまいます。この状態が細胞老化です。

しかし、なかには何回細胞分裂をしても、テロメアがあまり短くならない細胞があります。なぜなら、そこにはテロメアを短くしない酵素が働いているからです。

抗老化のカギを握るテロメラーゼ

私の好きな小説に、『新世界より』（貴志祐介著）というサイエンス・ファンタジーがあります。人々が念動力を手にした１０００年後の世界が舞台で、主人公である12歳の少女・渡辺早季はテロメアを修復することで不死の存在になりました。

すでに述べたように、人の老化の根本的な要因にテロメアが関係しています。もし、渡辺早季のようにテロメアを修復できれば、私たちは老化せず、永遠の命を手に入れられます。まるで夢物語ですが、あながち夢とは言い切れません。人の体内には、短くなったテロメアを修復する「テロメラーゼ」という酵素があるからです。

テロメラーゼを発見したのは、米カリフォルニア大学のエリザベス・ブラックバーン教授ら３人です。教授らは１９８５年にテロメラーゼを発見し、その作用機序を解明しました。それによって、２００９年のノーベル医学生理学賞を受賞しています。

テロメラーゼは、テロメアが短くなるのを遅らせたり、さらに伸ばしたりする働きもあります。ということは、細胞老化を遅らせたり、細胞を若返らせることもできます。私の研究テーマである、不死身の細胞をつくることもできるのです。

テロメラーゼは、すべての細胞にあります。しかし、その活性が認められているのは一部の細胞、つまり人の体内では、生殖細胞、幹細胞、がん細胞です。これらの細胞は、テロメアが短くならず、何回でも細胞分裂をくり返します。

幹細胞は、分裂をくり返して自分と同じ細胞をつくったり、分化して別の細胞をつくりだす細胞です。たとえば、血液成分をつくる造血幹細胞や、神経細胞をつくる神経幹細胞、筋肉細胞をつくる筋肉幹細胞などがあります。これらの幹細胞がほかの細胞と同じように老化して機能が落ちたり死んだりしたら、新しい細胞が生まれなくなってしまいます。そのため、こうした機能が付与されていると考えられています。ちなみに受精卵は、すべての細胞をつくりだすことができる幹細胞です。

しかし、こうした細胞も、少しずつDNAが壊れ、ゆっくりテロメアが短くなっていき、細胞老化を迎えます。この幹細胞の寿命が、個体の寿命を決めているのではないかと指摘する研究者もいます。

細胞老化とは何か

私たちが「老化」という言葉を使う場合、多くは、加齢によって全身の機能が徐々に衰えていったり、いろいろな臓器が機能障害を起こしていくというような、漠然とした個体の衰弱状態を指します。これは「個体の老化」ですが、「細胞老化」は同じ老化でも、使われる意味あいはまったく異なります。細胞老化は、細胞レベルで起きる不可逆的な増殖停止現象を言います。増殖を止めてしまった細胞は、二度と増殖することはないのです。

しかし、それがすぐに個体（全身）の老化に結びつくわけではありません。細胞の増殖が止まっても、細胞が生きていくのに必要な代謝などの機能は保たれているので、細胞の機能がすぐに衰えるわけではないのです。

細胞老化は、いまから50年くらい前に発見された現象です。たとえば正常な人の皮膚から取り出した細胞を培養（初代培養）すると、はじめはよく増殖しますが、一定の細胞分裂（細胞増殖）をくり返すと、あとは増殖を停止（分裂寿命）してしまいます。そして、いったん停止すると二度と増殖を起こさないことがわかったのです。こうした不可逆的な細胞増殖停止が「細胞老化」と呼ばれ、現在の細胞老化の定義になりました。

また、初代培養細胞が、増殖停止まで何回分裂するかという分裂回数は、細胞を提供した人の年齢と逆相関することもわかりました。高齢者から取り出した細胞よりも、若い人から取り出した細胞のほうが分裂可能な回数が多い。つまり、増殖を停止するまでの時間が長いのです。このことから、細胞老化は個体老化の原因の一つと考えられています。

この細胞の増殖を止めるのがテロメアです。テロメアは、細胞分裂をくり返すたびにだんだん短くなっていきます。テロメアが短くなり過ぎると、「ＤＮＡが損傷された」と認識されるため、細胞は増殖を停止します。

しかし、本来、正常な細胞であれば、ＤＮＡが損傷されても、それを修復して正常に戻す機能が備わっています。ところが、修復が不可能なくらい強いＤＮＡ損傷を受けると、細胞は急激に増殖を止めてしまうのです。このように、分裂寿命を迎える前に分裂を止めてしまうことを「未成熟細胞老化」と言います。

細胞老化の二面性

未成熟細胞老化は、自己防衛のための現象です。現在では、その生物学的な意義が認められて、未成熟細胞老化を「細胞老化」と定義することもあります。

細胞には、テロメアの長さを監視する機構があります。テロメアが一定以上短くなると、染色体が不安定になって細胞ががん化する原因になるので、一時的な細胞老化が誘導されます。また、ＤＮＡが損傷されたときも、細胞ががん化する危険があるので、一時的に細胞分裂が起こらないようにし、その間に染色体の修復を行います。

それでも復旧できなかった場合、その細胞は不可逆的な細胞老化に入るか、アポトーシスによって排除されます。アポトーシスとは、細胞老化ではとても持ちこたえられないほど強いＤＮＡ損傷を受けたとき、細胞が自ら死を選ぶという、遺伝子レベルでプログラムされた細胞死です。

このように、細胞をがん化させる危険性があると、細胞は増殖を止めたり、自ら死を選んでがん化を防ぎ、個体としての死を免れているのです。

そのがん細胞にもテロメラーゼが働いています。がん細胞は無限に増殖し、細胞死を起こすことはありません。テロメラーゼが短くなったテロメアを伸ばしているからです。細胞老化もアポトーシスも、そういうがん化する危険性のある細胞を増やさないための、重要ながん抑制機構なのです。

一方で、テロメアが短くなり、細胞老化を起こした細胞が蓄積されると、老化や病気が促進されるという報告もあります。老化した細胞が長く居続けると、本来やるべき仕事をさぼって組織の機能が低下したり、がんや慢性炎症を引き起こすのです。

京都大学大学院の井垣達吏教授らは、ショウジョウバエのような無脊椎動物にも細胞老化が起きることを発見し、その細胞老化モデルを用いて、老化した細胞ががんを促進する仕組みを解明しました。

それによると、細胞老化を起こした細胞は、ＳＡＳＰ因子という炎症性のタンパク質を放出して、周辺組織の細胞のがん化を促進するというのです。

このことから、細胞老化には二つの側面があることがわかります。そもそもは、がんの抑制のために細胞老化が起きますが、老化した細胞が体の中に居続けると、周囲の細胞にダメージを与えてがん化を促進するのです。

遺伝子の異常も老化を促進させる

老化には、遺伝子の異常も関わっています。

私たちの体にある60兆個の細胞は、70回ほど細胞分裂をくり返し、やがて寿命を迎えて分裂を停止し、死んでいきます。これがテロメアによって迎える細胞の老化と死ですが、寿命が来る前に死んでしまったり、遺伝子が変質して異常な細胞が増えてしまうことがあります。すると、正常な遺伝子情報が伝わらず、健康なタンパク質をつくれなくなってしまいます。

細胞の核の中には23対の染色体があり、それぞれの染色体にはＤＮＡ（デオキシリボ核酸）が収められています。ＤＮＡの最小単位は塩基と糖（デオキシリボース）とリン酸が結合したもので、遺伝情報を伝える四つの塩基の組み合わせで生命の設計図が描かれています。

遺伝子はそのうちの一部で、人の体を構成するタンパク質の構造を暗号化し、それを読み取る部分のことです。私たちの体は、皮膚も内臓も骨も血管も、そして酵素やホルモンや神経細胞などもすべてタンパク質でできています。そのタンパク質をつくる設計図が遺伝子です。

この遺伝子が間違って置き換えられたり、一部分が欠けたりしてしまうと、いままでどおりの健康なタンパク質がつくられなくなってしまいます。こうした遺伝子の変異は、若いうちなら修復酵素が働いて、正常な状態に修復されます。しかし加齢とともに修復酵素が働かなくなると、しだいに正確に修復されなくなってくるのです。

老化とともに異常が蓄積した遺伝子が増えてくると、誤った遺伝子情報が伝わって、一部の組織が正常な機能を保てなくなります。こうして組織の老化が進んでいきます。

健康に長生きし、天寿を全うするためには、正常な遺伝子情報を保ち続けて、健康な細胞を再生し続けることが大事です。それを妨害し、細胞を傷つけて遺伝子に悪影響を与えるのが加齢であり、活性酸素であり、ウイルス感染であり、慢性炎症やストレスです。ですから、そういうものを極力避けながら、遺伝子を傷つけない生活をすることが、健康長寿には欠かせないのです。

壮年期以降、急速に低下する免疫機能

加齢や老化でがんが増える背景には、免疫機能が深く関わっています。私たちの体内では、健康な人でも一日数千個のがんの芽ができていると言われます。しかしがんの芽ができたから、がんになるわけではありません。普通は免疫が働いて、がんの芽を摘み取ってくれます。ところが、加齢とともに免疫の機能が低下すると、免疫の網の目をくぐりぬけてがんの芽が成長してしまうのです。

免疫とは、「自分ではないものを識別し、排除するシステム」のことです。細菌やウイルス、カビなどの病原体や、体内にできたがん細胞などの異物を見つけ出して攻撃し、排除します。

免疫システムを担っている免疫細胞は、おもに白血球です。白血球は、他の血液細胞とともに骨髄の造血幹細胞から分化したもので、単球（マクロファージ）、リンパ球（T細胞、B細胞、NK細胞）、顆粒球などになります。その数は全部で2兆個。そのうちの100億個が、毎日新しく入れ替わっています。

免疫は、これらの細胞が緊密な連携をとり、ネットワークを張りめぐらせて、異物から体を守る自己防御機能です。ところが、加齢とともに免疫機能は急速に低下していきます。T細胞を産生する胸腺や、リンパ球のたまり場である脾臓は、他の臓器に比べて加齢による萎縮が早いことがわかっています。

T細胞は、免疫応答全体をコントロールしている重要な免疫細胞です。そもそも免疫は、自己と非自己を区別することから始まりますが、それを最初に行うのがT細胞です。造血幹細胞から生まれたリンパ球の子どもは胸腺に行き、ここで教育されてT細胞になります。しかしT細胞が補充されるのはおもに新生児期で、それを過ぎたあとは十分な補充がなくなってしまいます。

また、腸管マクロファージも加齢とともに減少します。これは、胃腸の衰えによって、腸内細菌バランスが崩れるからだと考えられています。さらに、がん細胞を直接攻撃するNK細胞の活性も、15歳前後をピークに低下していきます。

こうしたことから、壮年期以降、がんをはじめとするさまざまな病気が増えてくるのです。

胸腺とは？

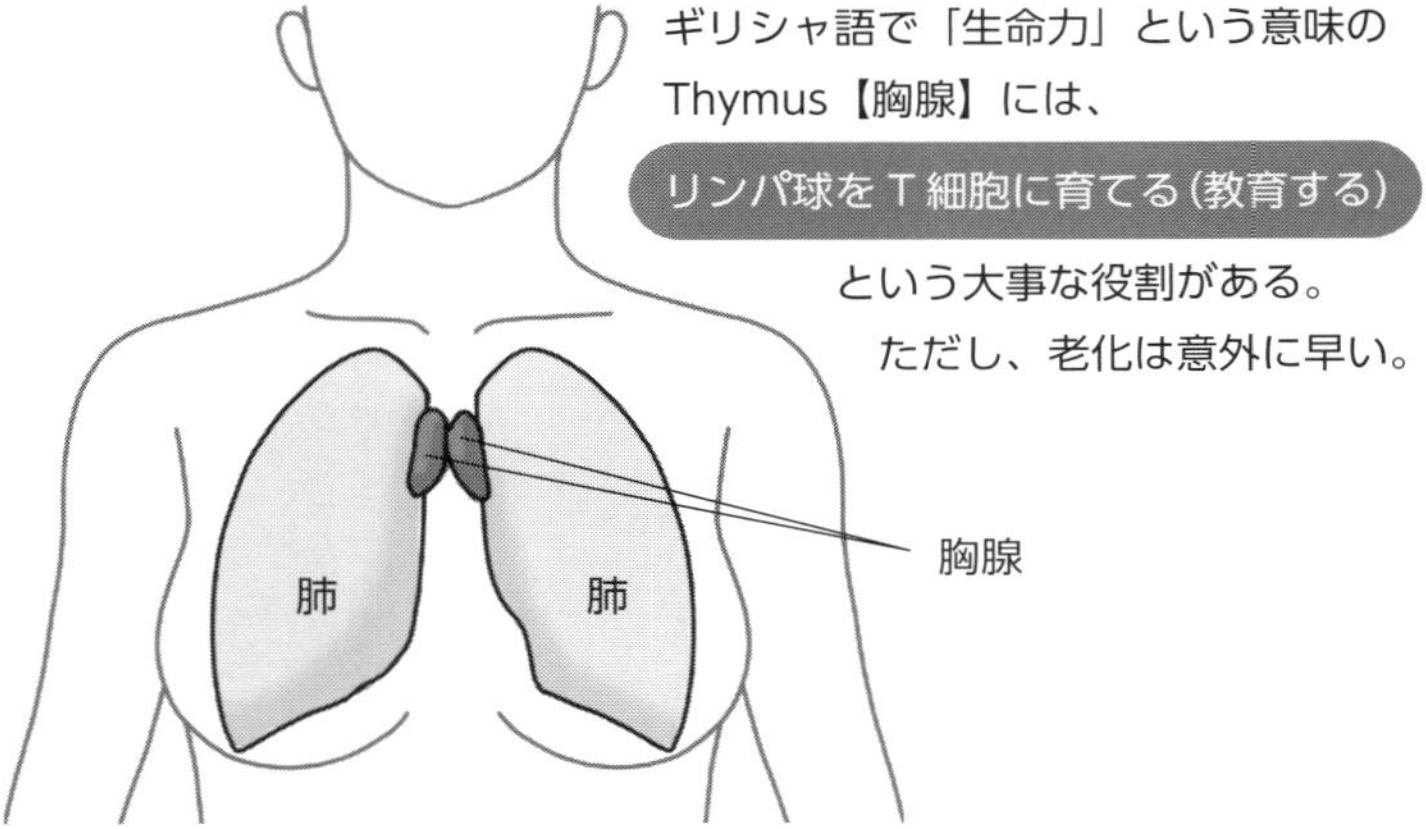
ギリシャ語で「生命力」という意味の
Thymus【胸腺】には、
リンパ球をT細胞に育てる(教育する)
という大事な役割がある。
ただし、老化は意外に早い。
胸腺
肺
肺

免疫老化は胸腺の衰えから

免疫機能に関わっている免疫系器官には、骨髄、胸腺、リンパ節、血管、脾臓、腸などがあります。どれも重要な臓器ですが、その重要性があまり知られていない臓器に「胸腺」があります。胸腺は胸の中央部、心臓の少し上にあります。フランスでは仔牛や仔羊の胸腺が、一般的な食材として食べられているそうです。

進化の歴史から見ると、胸腺はエラから発生した器官です。人の胎児は出産までの10か月の間に、その進化の歴史を再現しますが、その再現過程でエラから胸腺が発生します。

胸腺の免疫学的機能がわかったのは、比較的最近のことです。生まれて間もない動物の胸腺を摘出したら、免疫不全が起きたのです。これに注目したイギリス、チェスタベティ研究所のミラー博士は、１９６１年、マウスの胸腺を摘出する実験を行いました。すると、新生児期に胸腺を取ったマウスは、大人になってから胸腺を取ったマウスに比べて、摘出２～４か月後の死亡率が非常に高いことがわかりました。胸腺が新生児期の免疫に大きな影響を与えていることがよくわかる結果です。

胸腺には、リンパ球をＴ細胞に育てる（教育する）という大事な役目があります。もし胸腺がなくなったら、Ｔ細胞がつくられず、免疫応答が起きなくなってしまいます。そこにがん細胞を移植したら、それが非自己であるという認識ができず、がん細胞の増殖を簡単に許してしまうでしょう。がんだけでなく、あらゆる感染症にかかりやすくなり、長生きはできません。

しかし大事な臓器のわりには胸腺の寿命は短く、最も盛んに活動しているのは10代で、40代になるとピーク時の半分程度に機能が落ちてしまいます。それとともに胸腺自体も急速に萎縮し、最後は痕跡程度にしか残りません。人は胸腺が萎縮した40代、50代で感染症などにかかり、寿命が尽きるように設計されているのかもしれません。

胸腺で産生されるT細胞は、抗がん剤や放射線、ストレスの影響を強く受けます。抗がん剤や放射線は、がん細胞だけでなくT細胞を直撃し、T細胞を死滅させます。さらに日常のストレスもT細胞の産生を低下させます。こうしたことを考えると、免疫力を維持するのは容易なことではありません。

免疫を直撃する酸化ストレス

免疫系の老化は、胸腺や脾臓の萎縮という、目に見える形で現れます。加齢による免疫機能の衰えは、この胸腺の発達や萎縮の進行度とほぼ一致します。また、がんや自己免疫疾患、感染症の罹患率も、胸腺の萎縮の度合いとパラレルに変化します。

胸腺が萎縮するメカニズムはまだ明らかになっていませんが、実際の年齢よりも先に胸腺が萎縮して「免疫老化」が起こります。したがって免疫老化は、老化を先導する生体のペースメーカーとも考えられているのです。

では、免疫老化は何によって引き起こされるのでしょうか。いろいろな原因が考えられますが、大きな要因として「酸化ストレス」があげられます。胸腺細胞は、まだT細胞に分化していない未分化のＴ細胞です。この未分化Ｔ細胞は、他の細胞よりも酸化ストレスに感受性が高いことが報告されています。酸化ストレスによって、胸腺は細胞老化が起きやすいということです。

胸腺が酸化ストレスに弱いのは、胸腺の抗酸化ストレス能力が加齢とともに低下するからです。細胞内には、酸化ストレスに対抗する抗酸化酵素があります。代表的なのがグルタチオン・ペルオキシダーゼ（ＧＰｘ／Glutathione peroxidase）、スーパーオキサイド・ディスムターゼ（ＳＯＤ／Superoxide dismutase）、カタラーゼ（catalase）などです。

これらの酵素の活性をマウスで実験した報告があるそうです。それによると、赤血球中のＧＰｘとＳＯＤ比活性はオスメスとも加齢による低下は認められませんでしたが、胸腺ではＧＰｘ比活性がオスメスとも10週齢マウスに比べて老齢マウスで有意に低下しており、とくにオスの活性が低い傾向があったということです。つまり、抗酸化能は臓器によって異なり、胸腺は加齢にともなって低下することや、低下の度合いはメスよりオスのほうが大きいことがわかったというのです。

これは、胸腺の萎縮の傾向と一致します。胸腺の萎縮も、明らかにオスのマウスのほうが萎縮の進行度が早いのです。胸腺の萎縮は抗酸化ストレス能の低下によって加速し、それが免疫老化の大きな原因になっていると考えられます。

がん、感染症が加齢とともに増え、しかも男性のほうが、がんによる死亡率が高いことを考え合わせると、うなずける話ではあります。

酸化ストレスを引き起こす活性酸素

体内で酸化ストレスを引き起こすのは活性酸素です。活性酸素は、その名前のとおり、活性の強い酸素のことです。呼吸によって大気中から取り入れた酸素は、エネルギーを産生する際に利用され、その一部が反応性の高い不安定な酸素に変化します。これが、活性酸素とかフリーラジカルと呼ばれるものです（フリーラジカルは活性酸素の一部）。

活性酸素は、本来は体に必要なものです。免疫を担う白血球は、この活性酸素を武器に異物（ウイルスや細菌などの病原体）を攻撃し、体を外敵から守っています。また、活性酸素は血管を弛緩させて血流をよくしたり、細胞の分化やアポトーシスに寄与するなど、生理活性因子としても利用されているのです。

ところが、それが過剰に産生されるようになると、余った活性酸素が生体のさまざまな成分と反応して、細胞や組織を傷つけます。細胞の脂質が酸化されると過酸化脂質になり、さらに酸化反応が進みます。またタンパク質に反応するとタンパク質が変性し、酵素の活性が失われます。さらに、遺伝子を傷つけると突然変異を起こして、発がんの原因になります。

活性酸素の害が目に見えてわかるのは、皮膚の老化です。紫外線や大気汚染などによって皮膚が活性酸素にさらされると、皮膚細胞やコラーゲンが傷ついて、シワやシミや炎症といった皮膚の老化が起こります。

しかし体内には、活性酸素の発生を抑えたり、過剰になった活性酸素を消去する、抗酸化物質が備わっています。それが、先ほど紹介したＧＰｘやＳＯＤやカタラーゼなどの酵素、ビタミンＣ、Ｅ、カロテノイド、グルタチオンなどの抗酸化物質です。

時代が変わり、環境の変化とともに、酸化ストレスがきわめて多い時代になりました。紫外線、放射線、大気汚染、薬剤、人工添加物、タバコ、酸化した油や食品、さらにはストレスなどによって活性酸素が増え、酸化ストレスになります。

いまや体内にある抗酸化物質では、それらに対処できなくなっています。まして抗酸化酵素は、加齢とともに活性が低下していきます。それを補うためには、抗酸化物質を外から補充することが必要になってきます。

老化と病気の元凶「糖化」

酸化と並んで、あるいは酸化以上にいま問題になっているのが、「糖化」です。活性酸素による酸化が「体のサビ」と言われるのに対し、糖化は「体のコゲ」と言われています。糖化は、食事などでとった余分な糖質が、体内のタンパク質に結合し、体温で温められて起きる反応です。

人の体は、ほとんどがタンパク質でできています。そういう組織や臓器に余分な糖がくっつくと、第2章で述べたように「AGEs」と呼ばれる最終糖化生成物ができます。これが体内に蓄積されると、全身に悪影響を及ぼすようになります。

糖化してAGEs化したタンパク質は、褐色に変色し、硬くなります。これを「メイラード反応」と言います。ホットケーキを焼くと表面が茶色く焦げて、香ばしくなります。これは、ホットケーキに含まれる糖分と牛乳や卵などのタンパク質が結合し、加熱によってメイラード反応を起こしているからです。それが体内でも起きているのです。

血管が糖化を起こせば、血管のタンパク質は変色して硬くなり、動脈硬化が進みます。腎臓で起きれば、血液をろ過する膜が硬くなって本来の機能を失い、腎臓の機能が低下します。また目の細い血管で起きれば、網膜症になります。

糖尿病の合併症は、糖化によって産生されたＡＧＥｓが原因だと言われています。いま血糖値が正常にコントロールされていても、過去に高血糖が長く続いていると、その頃からのＡＧＥｓの蓄積が合併症を起こすことがありますから、安心はできません。また、白内障やアルツハイマー病、肌のくすみやシワなどの老化にも、糖化が関わっていると言われています。

糖化は、急激に血糖値が上がると起きやすくなります。食事をすると、30分から1時間くらいで血糖値はピークに達し、その後徐々に下がってもとに戻ります。その1時間後の食後血糖値が高すぎると、ＡＧＥｓができやすくなります。甘いものを食べたりジュースなどを飲むと血糖値は急激に上がりますから要注意です。

この食後の急激な血糖値の上昇は、血液が流れている血管の内側を構成している内皮細胞を障害し、血管が内側から傷つくことになります。「食後は安静にしなさい」と言われているかもしれませんが、私は、食後はなるべく運動するように心がけています。食後30

分後から15～17分ほどウォーキングを実践しています。

糖化が怖いのは、検査結果ではわからないことです。空腹時血糖値やヘモグロビンA1cが正常でも、体内では糖化が起きているのです。

老化を進行させる「慢性炎症」とは

「あなたの体内で、慢性炎症が起きています」と言われたら、どう思いますか。健康な方なら、ほとんどが「まさか！」と思うでしょう。熱も痛みもないのに、炎症なんか起きているわけがない。そう思うのは、もっともなことです。

慢性炎症は、熱も痛みもありません。どこかが腫れることもありません。まったく自覚症状がないのに起きているのが慢性炎症で、それが怖いところです。

いま、この慢性炎症が世界中で注目を集めています。慢性炎症を制すれば、寿命が延びるかもしれないと考えられているからです。アメリカの研究では、慢性炎症を止めたマウスが非常に健康になって長生きしたという結果が報告されています。

慢性炎症は、微弱な炎症が慢性的に続いている状態です。加齢によって細胞が老化すると、炎症性サイトカインという炎症物質が分泌されます。それが周辺の細胞を老化させて、炎症がさらに広がります。

炎症があるかどうかは、血液検査で「ＣＲＰ（Ｃ反応性タンパク）」というタンパク質を調べればわかります。ＣＲＰは、正常な血液の中にはほんのわずかしか含まれていません。しかし炎症によって組織細胞の破壊が起きると、肝臓で生産されて血液中に流れ、増えていきます。症状の程度に応じて数値が上がるため、炎症反応の指標になっています。

ＣＲＰの基準値は０・３㎎／dl以下です。急性肺炎などにかかると10㎎／dlくらいまで上がって症状も出ますが、２〜３㎎／dlくらいではまったく症状がありません。しかしそれが慢性的に続くと、血管や臓器の細胞を傷つけて、動脈硬化やがんを引き起こす恐れがあることがわかってきました。

慢性炎症は、少しずつ患者さんの体を疲弊させていきます。しかし炎症を突きとめて治療し、ＣＲＰが正常になると、食事療法や運動療法で患者さんはどんどん元気になっていきます。逆に言えば、高齢の患者さんはＣＲＰを徹底的に下げないと、何をしても元気になりません。「プロローグ」などでも触れたように、慢性炎症のレベルが低いほど寿命が長いことがわかっています。

最近の技術の進歩によって、ＣＲＰが高感度に検出できるようになりました。健康長寿を目指すには、まずは慢性炎症がないかどうかを知ることが大事です。

全身の臓器の健康は腎臓しだい

いま、注目を浴びている臓器が腎臓です。「肝腎かなめ」という言葉がありますが、その割には腎臓は地味な臓器で、これまであまり重視されてきませんでした。腎臓が悪くなっても、人工透析をすればなんとかなる、命を落とすことはないと思われているからかもしれません。

腎臓は血液をろ過して尿をつくる臓器です。それ以外にも、血圧を調整したり、造血を指令するホルモンを出したり、体液やイオンバランスを調整したり、活性型ビタミンＤをつくって骨を丈夫にするなど、いくつもの大事な役割を担っています。

さらに最近、他の臓器と深く結びついて、臓器間ネットワークのかなめになっていることがわかってきました。腎臓が悪くなると他の臓器も悪くなり、他の臓器が病気になると腎臓も病気になる。臓器間に腎臓を中心にした深い関係が構築されており、医学の世界で

腎臓は、人体ネットワークの「Pivot＝かなめ」

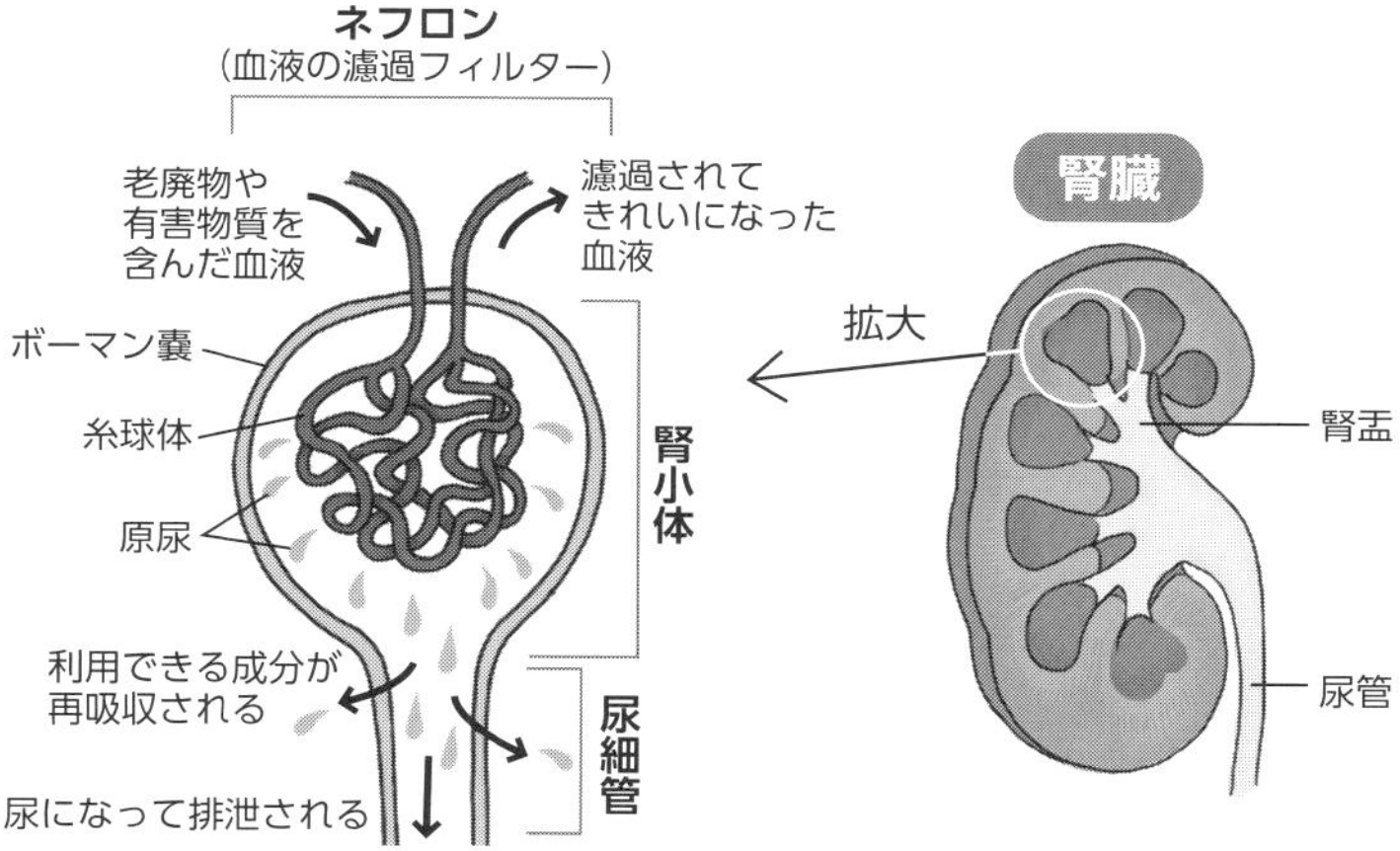

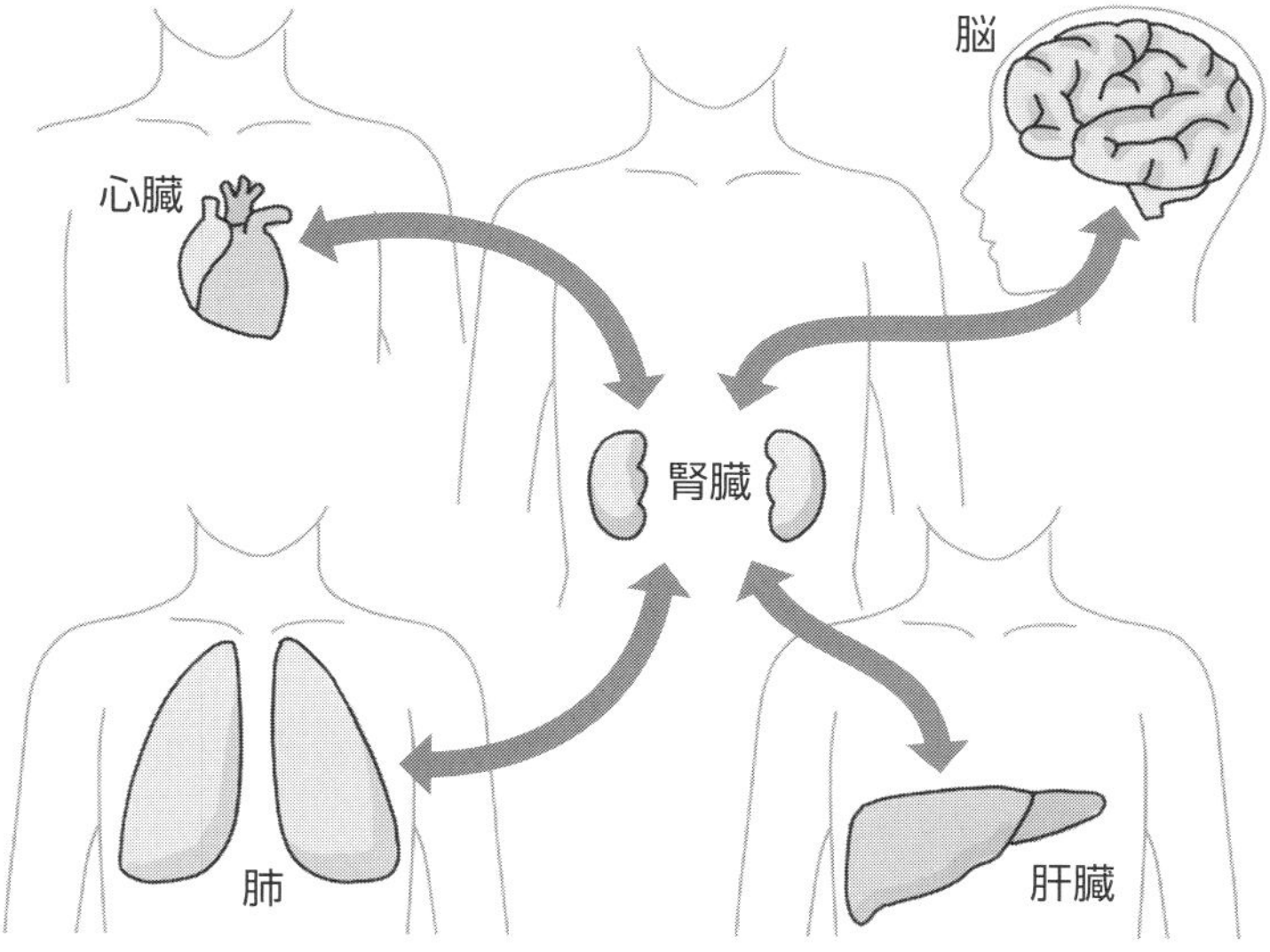

はその関係を、「心腎関連」「脳腎関連」「肺腎関連」「肝腎関連」などと呼んで研究が進んでいます。言ってみれば、腎臓は臓器同士をつなげる「ハブ」のような役割を果たしているのです。

実際に、慢性腎臓病（ＣＫＤ）があると、心筋梗塞、脳卒中、高血圧、慢性閉塞性肺疾患（ＣＯＰＤ）などの病気が悪化することがわかっています。ＣＫＤは、腎疾患など何らかの理由によって腎臓の機能が慢性的に低下していき、やがて人工透析に至ってしまう病気です。また、軽い急性腎障害（ＡＫＩ）をくり返すうちに、ＣＫＤになっていることもあります。

ＡＫＩも怖い病気で、症状が重くなると肺や心臓、脳などに炎症や障害を起こし、多臓器不全の原因になります。そのため致死率が高く、ＡＫＩになると10〜15％が死に至るとされています。

腎臓をＣＫＤやＡＫＩから守るためには、こまめな水分補給が必要です。私はいつも５００㎖のペットボトルの水を持ち歩き、水分補給をしています。また、薬は腎臓に負担をかけるので、なるべく飲まないほうがいいでしょう。たとえば、生理痛や頭痛がくる前に予防のために痛み止めを飲む人がいますが、薬は症状がなければ飲まないに越したことはありません。必要な薬を、適切に飲むことが大事です。

腎臓には日々、大きな負担がかかっています。腎臓をいたわる生活が、他の臓器を健全に保ち、健康長寿に貢献することを肝に銘じてください。

コレステロールと寿命

がんに次いで怖いのは、心筋梗塞や脳梗塞のような動脈硬化から進行する病気でしょう。動脈硬化は、血管壁に酸化したＬＤＬコレステロールなどの脂肪分などが沈着して血管壁が厚くなり、血管が硬くなって血流が悪くなる病態を言います。

動脈硬化は、０歳から始まっていると言われています。生まれたばかりの赤ちゃんの血管はまっさらですが、成長するにつれて、そこに老廃物が付着するようになるのです。「人は血管とともに老いる」という言葉がありますが、生きて年齢を重ねることは血管を老化させることで、20歳を過ぎたら、すでに動脈硬化は進んでいるのです。

動脈硬化が進行すると、狭心症や心筋梗塞、脳梗塞、大動脈瘤、閉塞性動脈硬化症など、死に直結するような病気のリスクが高くなります。まさに、血管の老化は寿命を縮める一因になるのです。

動脈硬化の原因になるのが、先ほどあげたＬＤＬコレステロールです。すでにご存じかもしれませんが、コレステロールには、全身にコレステロールを供給するＬＤＬコレステロールと、コレステロールを回収するＨＤＬコレステロールがあります。ＬＤＬコレステロールは血管に蓄積されやすいので「悪玉」、ＨＤＬコレステロールはそれを取り除くので「善玉」と呼ばれていますが、どちらも同じコレステロールで、役割が異なるだけです。

いま、このコレステロールの評価が二つに分かれています。

日本動脈硬化学会が出した「動脈硬化性疾患予防ガイドライン」では、ＬＤＬコレステロールの目標数値は１４０mg／dlで、これを超えると「高コレステロール血症」と診断されます。ＬＤＬコレステロールや総コレステロールは低いほうがよいというのが動脈硬化学会の見解で、それがこれまで常識とされてきました。

しかし、それと真っ向から対立するのが、日本脂質栄養学会が出したコレステロールのガイドラインです。それには、「総コレステロールやＬＤＬコレステロールが高いと、総死亡率が低下する」と報告されているのです。いままで、コレステロールが高いと死亡率が高くなるとされてきましたが、それとは真逆の結果で、コレステロールが高いほうが長生きだというのです。

ここから、二つの学会の間で、コレステロールをめぐる激しい論争が起きたのです。自治医科大学が行った大規模追跡調査では、日本脂質栄養学会の報告を裏づける次のような調査結果が出ています。

全国12地域の40～69歳の住民１万２３００人余りの健康診断データを、約12年にわたって観察したものです。それによると、女性では血清総コレステロールがいちばん低い１６０mg／dl未満の群で死亡率が最も高く、コレステロールが高くなるほど死亡率は低くなり、いちばん高い２４０mg／dl以上の群で最も低かったのです。低コレステロールが高死亡率に結びつくという、有意な関連が見てとれます。

私たち医師の間にも、戸惑いが広がりました。これまでは、コレステロールが高ければ、それを下げる薬を出していました。しかし高いほうが病気や死亡のリスクが減るとなれば、いままでの処方を見直さなければなりません。

コレステロールを下げる薬で最もよく使われているのが、スタチン系薬剤です。その臨床試験でも、驚くべき結果が出ました。これは欧米の調査ですが、スタチン系薬剤は「ＬＤＬコレステロールを下げるが、心血管疾患を予防する効果はない」というものです。２

006年以降、こうした海外の臨床試験の結果が相次いだのです。

コレステロールは、本来、体に必要なものです。細胞膜や生体膜を構成する成分ですし、副腎皮質ホルモンや性ホルモン、胆汁酸などの材料になります。LDLコレステロールとHDLコレステロールの違いは、先ほど述べたように、それぞれの役割の違いであり、コレステロールと複合体をつくるリポタンパク質の種類による違いです。コレステロールの分子自体に、違いはありません。

LDLコレステロールや総コレステロールが寿命にどう関わるのか、まだ明確な答えは出ていません。これから注視していきたいテーマです。

長寿ホルモン・アディポネクチン

日本でいちばん有名なセンテナリアン（百寿者）と言えば、「きんさん、ぎんさん」の愛称で知られる双子姉妹でしょう。きんさんは107歳、ぎんさんは108歳まで長生きしました。「プロローグ」で紹介したように、ぎんさんの血管や臓器はとても若々しく、80歳くらいにしか見えなかったそうです。それがわかったのは、ぎんさんが亡くなったあと、長寿の秘密を探るための病理解剖を受けていたからです。

その病理解剖で、ぎんさんの体に、あるホルモンが多いことがわかりました。それは、「長寿ホルモン」と呼ばれるアディポネクチンです。

アディポネクチンは脂肪細胞から分泌されるタンパク質で、1995年に大阪大学の松澤佑次教授らによって発見されました。このホルモンはインスリンの感受性を高めて糖尿病を予防したり、血管を広げて血圧を下げたり、傷んだ血管を修復して動脈硬化を予防するほか、がんや肥満を予防する働きがあります。まさに超優秀な善玉ホルモンです。

それが特に多いのが超高齢者です。慶応大学の研究では、100歳以上の長寿者は一般の人の2倍以上のアディポネクチンがあることがわかっています。そうしたことから一躍「長寿ホルモン」として、脚光を浴びるようになりました。

ぎんさんも、このホルモンが多かったのです。また、やはり長寿として知られているぎんさんの娘さんも、アディポネクチンが一般の人の2〜3倍ありました。一般の人の平均値は8〜10μg／mlですが、三女千多代さんは23・1μg、四女の百合子さんは34・8μg、五女の美根代さんは24・6μgもあったのです。

これを見ると、長生きの体質は受け継がれるかのように思います。しかし、長生きホルモンによる遺伝への影響は3割程度だと言われていますから、体質もさることながら、長生きするには生活習慣の影響も大きいのです。

アディポネクチンは、脂肪細胞の中でも、内臓脂肪細胞から分泌されます。ただし、肥満になって脂肪細胞自体が巨大化すると、アディポネクチンが分泌されなくなります。また、やせすぎて内臓脂肪がなくても、分泌されません。アディポネクチンは健康で正常に機能している脂肪細胞から分泌されますから、長生きするためにはやはり生活習慣に気をつけて、やせすぎたり、太りすぎないようにすることが大事です。

自然な老化を受け入れる

最後に、自然な老化について考えてみましょう。

個体の老化には、細胞老化がベースにあります。しかしもっとさかのぼって、生命のもとになる卵子の老化について考えてみます。

卵子は精子と結びついて、受精卵になります。そのとき卵子が若々しければ妊娠の可能性が高くなりますが、老化した卵子では妊娠しにくくなります。女性の卵巣の中には、若々しい卵子もあれば老化した卵子もあります。そしてどの卵子が排卵されるかは、だれにもわかりません。卵巣にはそれを選別する機能はなく、どの卵子が排卵されるかは、単なる偶然なのです。35歳を過ぎた女性が妊娠しにくいのは、老化した卵子が多くなるからです。

しかし、卵子の老化にも自然の老化と不自然な老化があります。不自然な老化では老化のスピードが早く、それが個体に不必要なダメージを与えることがあります。

このことは卵子だけでなく、すべての老化現象について言えます。体が自然に老化していくのなら、それは喜んで受け入れなければならないでしょう。しかし不自然な老化は、なるべく避けたいものです。

では、自然な老化、不自然な老化はどこで決まるのでしょうか。それは、日々の生活でのバランスです。体を健康に維持するためには、食事と運動と休養が必要です。同じように、体が自然に老化していくためには、この三要素が重要なファクターになってきます。どれもたくさん実践すればよいわけではありません。過剰も不足も、老化を不自然に早めます。適度に、バランスよく栄養をとり、運動をし、休息をとることが必要なのです。

自然な老化は、生物の自然ななりゆきであり、生理現象です。老化を肯定的に捉え、体の機能や体力の衰えを自覚した上で、いままで培ってきた経験や知識を生かして新しい喜びを見いだすという生き方もステキです。体の老化に負けない心の若々しさは、そういうところから生まれてくるのではないでしょうか。

超高齢者が豊かな老後を送れるのも、老いや死を自然のものとして受け入れる心のゆとりが、加齢とともに醸成されるからでしょう。

もっとエンジョイできる 健康《けんこう》プラス10年長寿《ねんちょうじゅ》

2018年6月28日　初版第1刷

著　者 ―――――― 小林直哉《こばやしなおや》
発行者 ―――――― 坂本桂一
発行所 ―――――― 現代書林
〒162-0053　東京都新宿区原町3-61 桂ビル
TEL／代表　03(3205)8384
振替00140-7-42905
http://www.gendaishorin.co.jp/
ブックデザイン ―――― 吉崎広明(ベルソグラフィック)
イラスト・図版 ―――― 村野千草

印刷・製本：広研印刷(株)
乱丁・落丁本はお取り替えいたします。

定価はカバーに
表示してあります。

ISBN978-4-7745-1715-5 C0047